# 再说 腎为根本

郭柳青 编著

郭柳青，出身中医世家，第三代郭氏传人。毕业于浙江大学和浙江中医药大学，一家三代以中医中草药治疗各类肾脏疾病而裁誉沪杭及长江三角洲地区。并著有肾病专书二〇余部。在肾病治疗领域负有盛名。

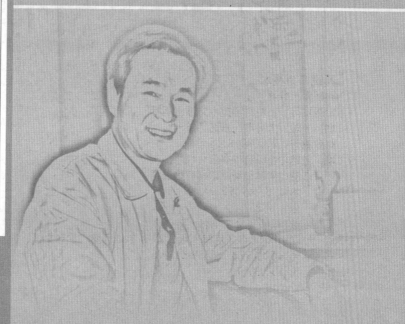

上海科学技术文献出版社
Shanghai Scientific and Technological Literature Press

**图书在版编目（CIP）数据**

再说肾为根本 / 郭柳青编著 . —上海：上海科学技术
文献出版社，2014.3
ISBN 978-7-5439-6139-5

Ⅰ . ① 再… Ⅱ . ① 郭… Ⅲ . ① 肾病（中医）—防
治 Ⅳ . ① R256.5

中国版本图书馆 CIP 数据核字（2014）第 024794 号

责任编辑：应丽春
封面设计：赵 军

**再说肾为根本**
郭柳青 编著
出版发行 上海科学技术文献出版社
地 址：上海市长乐路 746 号
邮政编码：200040
经 销：全国新华书店
印 刷：常熟市华顺印刷有限公司
开 本：787×1092 1/16
印 张：14.25
字 数：215 000
版 次：2014 年 3 月第 1 版 2014 年 3 月第 1 次印刷
书 号：ISBN 978-7-5439-6139-5
定 价：30.00 元
http://www.sstlp.com

# 目 录

## 易诱发肾病的相关疾病

## 常见肾病的疗法

# 因病致虚的症、治、方、药

# 郭氏中医经典医案

# 郭氏中医治肾病的特点

# 医 食 同 源

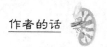

# 作者的话

　　《肾为根本》一书出版距今已近五年,此书与广大读者见面后反响强烈,在赞美之余,也有不少读者来信来电指出其中的不足,以及他们所想得到的各种疑惑解答,尽管笔者已著有与肾病相关的著作近十部,大多问题都在这些书中有所阐述,但读者不可能一一浏览。为此,笔者决定再写一部,并将书名定为《再说肾为根本》。一方面说明肾于人体的重要性,另一方面也能更好地为新老读者释疑解惑。如能满足读者的愿望,笔者乐而为之。

　　与《肾为根本》相比,《再说肾为根本》一书,修订和充实了主要章节,增加了一些新的观点与理念,并用通俗易懂的语言予以阐述,同时去掉了大量的西医术语以及中医的专业学说。

　　为使本书更具可读性、实用性、可操作性,本书列举了大量来自生活中的实例,读者简单对照即可获悉自己的健康状态或病位所在,俨然成为一本健康指南,更是笔者乐意见到的。

　　笔者已从医数十年,加之祖传三代治疗肾病的成功经验与总结,因此有责任有义务将这些宝贵经验传授给大家,使读者与同行因此受益亦是笔者的初衷。同时笔者相信即便是再全面、再完整的书籍依然无法诠释林林总总的肾病之疑,欢迎大家随时来电咨询。

　　医乃仁术,仁者善心,更何况笔者已到了含饴弄孙之年,倘若此书能解决读者疑惑之万一,笔者终身乐也。

郭柳青

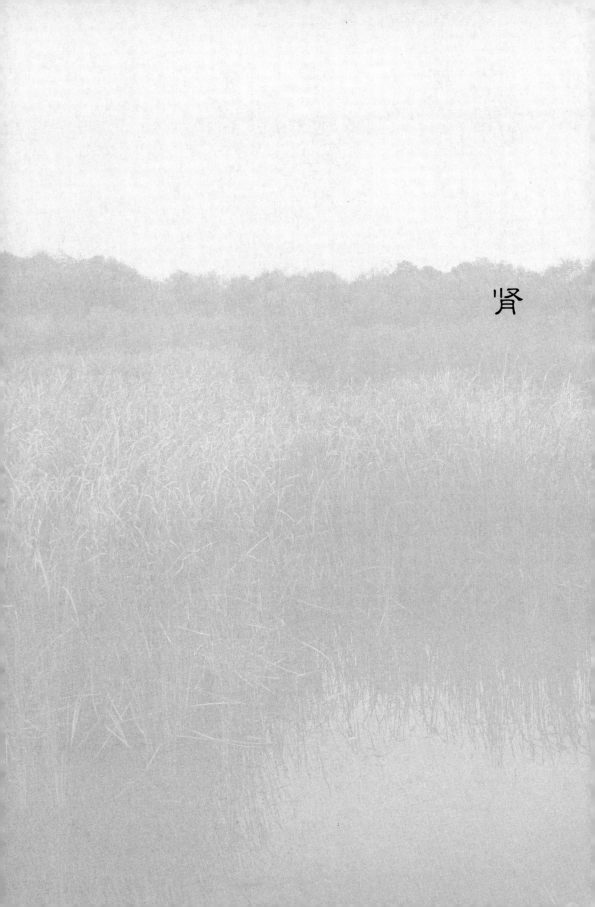

贤

# 中医学对肾的论述

　　祖国医学具有数千年悠久的历史,是劳动人民长期同疾病作斗争的极为丰富的经验总结,是我国优秀文化遗产的一个重要组成部分。在我国古代唯物论和辩证法思想的影响和指导下,通过长期的医疗实践,它逐步形成并发展成为独特的医学理论体系,为我国人民医药卫生保健事业和中华民族的繁衍昌盛作出了巨大的贡献。

　　中医学的理论是以整体观念为思想指导,以脏腑经络的生理和病理为基础,以辨证论治为诊疗特点的独特的医学理论。它贯穿于整个人体的生理、病理、诊断和治疗之中,也是诊治疾病所必须具备的思想方法。

　　中医学认为,人体以五脏为中心,通过经络系统,把六腑、五体、五官、九窍、四肢百骸等全身组织器官有机地联系起来,构成了一个表里相连、上下沟通、密切联系、协调共济的统一整体。这其中,中医学谓之的肾是人体脏腑阴阳的根本,是人体生命的源泉。它认为人的膀胱、骨髓、脑、发、耳、二阴等构成了肾系统。肾的生理功能表现在诸多方面,但其重要的一项为肾主水液。肾主水液是指肾脏具有主持全身水液代谢,调节体内水液代谢平衡的作用,故称"肾者主水"。肾的蒸腾汽化,使肺、脾、膀胱等脏腑在水液代谢中发挥各自的生理作用。被脏腑组织利用后的水液从三焦下行而归于肾,经肾的气化作用分为清、浊两部分。清者,再通过三焦上升,归于肺而再布散于周身;浊者变成尿液,下输膀胱,从尿道排出体外。如此循环往复,以维持着人体水液代谢的平衡。

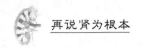

# 肾的结构和部位

人体的水液与肺、脾、胃、小肠、大肠、三焦等脏腑有密切的关系。其中，以肺为标，以脾为中流砥柱，而以肾为本。

肾是人体器官中最为重要的脏器之一，自古以来，无论是中医学还是西医学无不把肾这一实质性的器官摆在重要地位。其原因就是人不能没有肾脏，它与人体的心、肝、肺等脏器一样，是无可替代的。

人体有左右两个肾脏，其形状与蚕豆很相似，位于腹腔内、腹壁上部、脊柱两侧的脂肪囊中；正常成年人的每个肾脏长为 10～12 cm，宽 5～6 cm，厚为 3～4 cm，重量约 150 mg。

肾脏是人体一个重要的排泄器官，对调节和维持人体体液容量和成分有重要作用。肾脏的生理功能单位分为肾小体及肾小管两部分。肾小体的中心是肾小球，主要起过滤作用；肾小管的功能是对水液的再吸收。

肾，在西医学中指的即是肾脏本身，它有确切的解剖位置、生理功能、病理变化。西医学所论述的肾都是指这一实质性的脏器。而中医学中所论述的肾，除了西医学所指的肾脏之外，还包含着与肾有关的一系列脏腑，例如膀胱属腑、肾与膀胱相表里，则是肾脏的一部分；肺主呼吸，肾主纳气，一呼一吸，使人体机能健康运作，这又是肾脏功能的一部分……凡此种种，说明了中医学"肾"是一个宏观的概念。狭义地说，它是人体中的水道，而人体的水液输布及排泄是靠水道的运化来完成的。中医学认为肾位于腰部、脊柱两旁，左右各一，谓"腰为肾之府"，即腰部为肾之住处。肾为五脏之一，是先天之本、生命之源，具有很重要的功能。

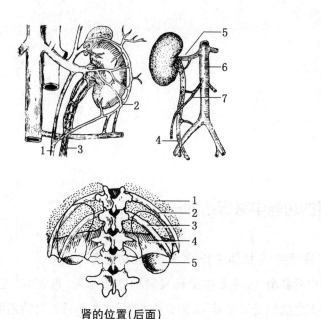

肾的位置(后面)

1. 壁胸膜　2. 第11肋　3. 第12肋　4. 膈　5. 右肾

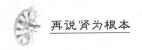 

# 肾的功能

## 肾的功能中医概括为——

1. 肾藏精，与机体生长，发育、生殖功能密切相关

肾中所藏精气，是人体生长发育的物质基础，包含有"先天之精"和"后天之精"；先天之精禀受于父母，故称肾为"先天之本"；后天之精来源于后天脾胃运化水谷所化生的精微物质以及其他脏腑所化生的精气，它们皆归藏于肾。

2. 肾主水，对水液代谢起着重要的调节作用

故肾又有"水脏"之称。这与现代医学的肾主水液代谢的认识大有相同之处。肾主水液代谢的功能，中医认为主要是靠肾的阳气对水液蒸发气化的作用来实现的。当然，人体水液的正常代谢，除依赖于肾的气化作用外，还离不开肺、脾、三焦和膀胱的气化功能。然而，所有这些脏腑的功能的发挥关键还在于肾主水的作用。如脾对水液的运化，有赖于肾的温煦、推动；肺对水液的宣发肃降，又赖于肾的蒸化协助，即以肾主水液，升清降浊为基础；三焦为水液通道，更以肾气通行于三焦为前提，尤其是肾的气化作用直接影响到膀胱的气化和职司。

3. 肾主骨生髓，其华在发

肾的这一生理功能，是肾促进机体生长发育的具体表现，是肾主精的重要作用。肾精气充足，则骨髓得充，肾以得养。脊髓上通于脑，脑为髓之海，脑的功能与肾精充沛与否有着很大的关系。齿为骨之余，肾精气充盛，则骨髓强健，齿亦坚固。

肾主藏精,精血同源,发为血之余,有赖于精血的濡养,故肾中精气的盛衰亦可以从头发的华泽上反映出来。

### 4. 肾主纳气

可以摄纳肺所吸入的清气,具有固摄、受纳作用,与肺主出气相协调,共同维持机体呼吸功能与气体的正常交换。

### 5. 肾开窍于耳及前后两阴

"肾气通于耳、肾和则耳能闻五音",肾中精气的盛衰与耳听力的灵敏与否密切相关。尿液的排泄依赖于膀胱,粪便的排泄依赖于大肠,但均与肾的气化功能有关。前阴主排尿与生殖,后阴主排泄糟粕,故曰肾主两阴。总之,肾的一切生理功能,全赖于肾中精气,肾中精气具体的生理活动可表现为肾阴、肾阳、肾精、肾气的功能。凡以充填滋养为主者为肾精的功能;凡以推动、温煦作用为主者为肾气、肾阳的功能;凡经滋润作用为主者肾阴的功能。由此可见,中医学中的"肾",其功能范围十分广泛,与生殖、水液代谢、呼吸功能、两便排泄、血液生成、骨骼发育、智力活动、头发生长、牙齿坚固等密切相关。

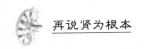

# 肾脏病的常见症状与体征

## 蛋白尿

正常人尿中可有微量蛋白存在,但 24 h 最多不超过 150 mg,一般为 40～80 mg,男女之间无明显差别。由于量少,常规定性检测为阴性,故临床习惯称为尿无蛋白;超过正常尿蛋白的限度,则属异常尿蛋白,即通称为蛋白尿。

检测尿蛋白的方法有定性和定量两种,定性就是指尿常规化验中尿蛋白有几个加号,常用的检测方法有加热醋酸法及磺基水杨酸法等;定量就是留取 24 小时尿液,测定蛋白总量。定性与定量之间有一定的相关性:

**尿蛋白定性与定量参考表**

| 尿蛋白定性 | 尿蛋白浓度(mg/100 ml)估计 |
| --- | --- |
| 无混浊(一) | 无 |
| 微混浊(±) | 10 以下 |
| 混浊(＋) | 30(10～50) |
| 颗粒状混浊(＋＋) | 100(50～200) |
| 絮状混浊(＋＋＋) | 300(200～500) |
| 凝聚成块(＋＋＋＋) | 1 000 以上 |

但是定性和定量也有不符的时候,比如,如 24 h 之内饮水量少了,定性可能为阳性,定量则会少于 150 mg。因此,单纯的做尿白蛋定性化验不能如实反映病情,查 24 小时的尿蛋白定量会比较正确。

## 血尿

正常人的尿液没有红细胞,而剧烈运动或久立后则尿液中可以出现一时性红细胞轻度增多,如尿液中经常发现红细胞,尿沉渣镜检,每高倍视野有 3 个以上的红细胞,称为血尿。引起血尿的原因很多,有泌尿疾病、全身性疾病、尿路邻近组织疾病和其他特发性血尿。其中以各类原发性肾小球疾病、继发性肾小球疾病以及泌尿系统炎症及结石为多,成年男子和绝经后女性无症状镜下血尿约 0.5%～12.5%,由恶性肿瘤等疾病引起。

根据血尿的来源不同,可将血尿分为初期血尿、终末血尿、全程血尿。具体方法是进行尿三杯试验。取 3 个洁净的玻璃杯,患者每次排尿时,分为前、中、后 3 段排尿,分别排入 3 个玻璃杯中,若第 1 杯中为血尿,其余 2 杯正常则为初血尿,提示尿液中血来自尿道;若第 1、2 杯中无血尿,仅第 3 杯有血尿,称为终末血尿,提示病变在后尿道、前列腺、膀胱颈和三角区;如 3 杯中均有血尿,称为全程血尿,提示病变在肾脏、输尿管,或为膀胱内弥漫出血。由此可见,血尿产生原因除与肾炎有关外,泌尿系统其他疾病,某些全身性疾病亦可产生血尿,必要时可进行 X 线、B 超、CT 等检查,以明确血尿来源,有利治疗。

根据血尿的观察方式,凡肉眼所见尿呈洗肉水样或血色(尿中含血量＞1 mg/L),称肉眼血尿;凡在显微镜下见红细胞增多而尿色正常,则称镜下血尿。肉眼血尿产生的原因很多,有时可由一次泌尿系统的急性炎症所引起。但镜下血尿很可能隐藏着更严重的疾病,如肾功能异常或泌尿系统肿瘤等。因此,一旦出现镜下血尿应进一步查明病因,以免耽误病情。

## 水肿

水肿系指血管外的组织间隙中有过多的体液积聚,为临床常见症状之一。表现为手指按压皮下组织少的部位(如小腿前侧)时,有明显的凹陷。祖国医学称之

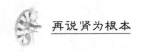
为"水气",亦称为"水肿"。

根据水肿的范围,水肿可分为全身性水肿和局部性水肿;根据水肿的表现,可分为指凹陷性水肿和非指凹陷性水肿。全身性水肿就是身体内部各部分的组织间隙均有液体过多的积聚,一般为指凹陷性水肿。局部性水肿是液体在局部组织中过多的积聚,指凹陷性和非指凹陷性水肿均可以存在。分类及常见疾病有:

1. 全身性水肿(按照其病因可分为以下类别)

心源性水肿:常见于充血性心力衰竭、急或慢性心包炎等。

肾源性水肿:常见于肾小球肾炎、肾盂肾炎及肾病综合征等。

肝源性水肿:常见于病毒性肝炎、肝硬变等。

营养不良性水肿:常见于低蛋白血症、维生素 B 缺乏症等。

结缔组织病所致的水肿:常见于红斑狼疮、硬皮病及皮肌炎等。

变态反应性水肿:如血清病等。

内分泌性水肿:常见于席汉病、甲状腺功能减低及库欣综合征等。

特发性水肿:如功能性水肿等。

其他:贫血性水肿、妊娠中毒性水肿。

2. 局限性心源性水肿

静脉梗阻性水肿:常见于血栓性静脉炎、下肢静脉曲张等。

淋巴梗阻性水肿:常见于流行性腮腺炎所致胸前水肿等。

炎症性水肿:常见于丹毒、疖肿、蜂窝织炎等所致的局部水肿。

变态反应性水肿:常见于血管神经性水肿、接触性皮炎等。

## 高血压

高血压性肾病是由原发性高血压或多种原因引起的高血压继而损坏肾脏所导致的一类病症。本病起因缓慢,肾损坏早期不易察觉,一直到出现水肿等一系列肾病表现才被诊出肾病。对于本病的治疗重点是降压,其次才是降压与治肾并举。因为本病的起因是高血压所致,故如果没有有效降压则会进一步损害肾脏。正常的生活方式及饮食调摄是相当重要的,在生活上尽量保持良好的精神状态,开朗豁达,适当运动,动静结合。在饮食上一定保持清淡,少吃荤菜多吃蔬菜,过咸过油食物会致血压升高,还会使水肿加重。

对于降压药的选择,可考虑用利尿降压的药物,因为由高血压引起的肾病往往伴随不同程度的水肿,这类药正好一举二得,既降了血压,也消了水肿。当血压得到有效控制时,中医中草药的调治则能全方位的施治,从而使本病得以康复。

## 腰痛

腰痛可见于多种疾病,而肾脏病引起的腰痛性质多为酸痛或钝痛,原因为:肾包膜、肾盂和输尿管遭受刺激或使其张力增高,从而引起内脏神经痛;肾脏或肾周围病变侵犯局部肌肉和皮肤时,则出现躯体神经痛;肾脏病变时,由于肾包膜或肾盂的牵拉,或病变侵犯局部神经所致;肾实质或肾周围化脓性炎症时,可出现内脏神经痛与躯体神经痛,在体检时,脊肋角,特别是肋腰点有压痛及叩击痛。

一般根据疼痛的程度可分为剧痛、绞痛和胀痛。

剧痛:患者出现一侧腰部剧烈疼痛,同时伴有血尿、发热等症状,要注意因缺血造成的肾梗死,确诊要靠血管造影检查。

绞痛:突然出现的、阵发性的腰部绞痛。绞痛后出现血尿就有可能是尿路结石在作用。可用 B 超、腹部 X 线平片、肾盂静脉造影来判断。

胀痛:主要见于使肾脏肿大的疾病,如急性肾小球肾炎、急性肾盂肾炎、肾盂积水、多囊肾及肾肿瘤等。

中医学认为"腰为肾之府",说明腰痛与肾脏的关系非常密切。中医学将腰痛的主要病机分为:

感受寒湿:寒邪凝敛收引,致经脉受阻,气血运行不畅,因而发生腰痛。

感受湿热:长夏之际,湿热交蒸,或寒湿蕴积日久,郁而化热,感其邪,阻遏经

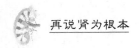
脉,而发为腰痛。

肾虚亏损:多因久病肾虚,肾之精气无以濡养筋脉,而引起腰痛。

气滞血瘀:久病肾虚损及经脉气血,使其运行不畅,而致脉络阻滞,血瘀滞留于腰部而发生疼痛。

## 脸肿、头晕、晨起呕恶

脸肿较多与肾脏疾病有关,但严重贫血也会脸肿,心肺有疾病也可能脸肿。此外,药物或食物过敏等都可能导致脸肿。但脸肿伴随头晕除了考虑上述因素外,还应考虑高血压性肾病,或肾性高血压疾病。若患者出现脸肿、头晕时,首先应该测量血压,并进行尿常规检查和血红蛋白测定等,以排除肾脏以外的其他原因。如果脸肿、头晕,并伴随晨起恶心欲吐,则大多是肾脏疾病。此时,除了上述检查外,还应作肾功能检查,看血肌酐、血尿素氮及血尿酸是否正常,如果肾功能指标异常,则表明肾病已到了较严重的程度。此时,应迅速对症治疗。出现水肿应采用利水消肿治疗;出现高血压应有效降压,使血压控制在正常范围;出现肾功能减退者,应积极保护肾功能,尽量缓解和降低体内的毒素。

总之,对于脸肿、头晕、晨起呕恶者应首先从肾病的角度去考虑,千万不能头痛医头,脚痛医脚,否则会耽误大事的。

# 肾病的自我检测与评判

如果发现自己的尿色改变、尿中泡沫增多,且久置不散、遗尿增多、眼睑和下肢有水肿现象、腰部酸痛等情况,应进一步检查,确定是否患有慢性肾脏病。高血压、糖尿病、痛风等患者是慢性肾脏病的高危人群,应定期检查肾脏是否健康;如果检查发现尿中出现蛋白、红细胞、尿相对密度(比重)低且固定,肾脏大小改变或左右肾脏大小相差 1 cm 以上、血中尿素氮和肌酐升高,则表明肾脏结构受到损伤或功能下降,患有慢性肾脏病。

值得注意的是,血中尿素氮和肌酐在正常范围之内,不一定表明肾功能正常,肾脏具有很强的储备和代偿功能,只有当肾功能下降至正常人的 30％ 以下时,血中尿素氮和肌酐才会超出正常范围。此时,可以通过公式 (140 − 年龄) × 体重(kg) ÷ (0.82 × 血肌酐),女性再乘以 0.85,了解肾脏功能,计算值＜90,表明肾脏功能正常;大于 60 小于 90,表明肾脏功能下降,为慢性肾脏病二期;小于 60 大于 30,为慢性肾脏病三期;小于 30 大于 15,为慢性肾脏病四期;小于 15 为慢性肾脏病五期,也称为终末期肾脏病。

## 肾脏健康状况的评判

请根据自己最近 1 周的健康情况回答以下问题

1. 在一杯清水中倒入少量尿液,水是否仍然清净?

2. 正常饮水情况下,是否排尿 3 次以上?

3. 是否存在排尿无力、淋漓不尽的现象?

4. 早晨起床,眼睛是否水肿?

5. 在不提重物的情况下,走到三楼就会感到两腿无力吗?

6. 坐着看电视,2 小时就会感到腰酸吗?

7. 做饭时,站立超过 1 小时就会感到腿发软吗?

8. 是否总想闭目养神,注意力不集中?

9. 洗头时,头发是否会大量脱落?

10. 是否总感到有困意,却睡不着;好不容易睡着,又容易醒?

评析:如果回答"是"不超过 3 个,肾功能还算健康,应继续保持良好的生活习惯;回答"是"在 3～5 个,表明最近熬夜较多,容易倦态,不可掉以轻心;回答"是"超过 5～7 个,说明存在很多有害于肾脏的生活习惯,应引起重视;回答"是"在 7 个以上,你的肾脏已受到伤害,应尽快去医院就诊。

## 肾病的早期信号

### 1. 水肿

水肿是多数肾炎的首发症状,先自颜面开始,而后波及下肢,严重时睁眼、闭眼、握拳、走路均有眼睑、手掌和足部的肿胀感。

### 2. 少尿

各类肾炎的另一共同特征是少尿,个别患者甚至无尿,另有约 1/3 的患者会出现血尿。

### 3. 血压升高

大多数患者血压偏高,甚则可见恶性高血压,极少数患者可表现为低血压。

### 4. 头晕乏力

肾病患者因蛋白及血红蛋白长时间的流失,即可出现头晕、乏力的症状。

### 5. 呼吸道或皮肤感染

有些患者在发病前 1～3 周常有呼吸道或皮肤感染作为证候，如急性咽炎、扁桃体炎、牙龈脓肿、猩红热、水痘、麻疹、皮肤脓疮等。

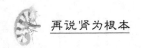

# 中医学治肾八法

## 温补肾阳

即温补命门。用壮阳补火的药物,恢复脾肾阳气的办法。命门火不足,常见五更泄泻、腹痛肠鸣、四肢不温、舌质淡、苔薄白、脉沉迟。用四神丸、右归丸之类。

## 补肾固摄

补法之一。补益肾脏的方法分补肾阴、补肾阳,其中补肾阴用六味地黄丸或左归饮为主饮;补肾阳则以右归饮为主。而固摄是治疗精气耗散,滑脱不收的方法。用于自汗盗汗、久咳虚喘、精关不固、小便失禁、崩中漏下、白滞清稀等。故补肾固摄是一种以固摄的方法用于治疗肾虚的治法。

## 温肾纳气

补法之一。治疗肾虚不能纳气的方法。气主于肺而根于肾,肾虚不能摄纳,则见气短气促、吸气困难。用党参、胡桃肉、补骨脂、山萸肉、五味子、熟地黄等药。

## 温肾利水

利湿法之一。治疗肾阳虚水肿的方法。肾阳虚则气化不利,易致水湿内停。

如四肢水肿、面色苍白、腰部酸冷、小便短少,舌淡、苔薄,脉沉细弱。用济生肾气丸。

## 滋养肾阳

是指肾阴肾阳两虚,且以肾阳不足为主证的一类证候。治疗当以滋肾阴且以补肾阳为主的一种治法,方用右归丸合用六味地黄丸。

## 填补肾精

是指固肾精亏虚所致的一类病证。症见腰膝疲软、头晕乏力、耳鸣耳聋、遗精滑泄诸侯。方用金锁固精丸(《医方集解方》):沙苑蒺藜、芡实、莲须各 100 克,龙骨、牡蛎各 50 g 为末,莲肉煮粉为糊丸,每服 15 g。功能固肾涩精,治肾关不固、遗精滑泄。

## 滋阴降火

又称补阴、育阴、养阴、益阴。滋阴降火是治疗阴虚证的一种方法。当肾虚表现为腰酸腿软、遗精、头昏耳鸣、睡眠不熟、健忘、口干、舌红少苔、脉细等一系列阴虚火证候时,可用六味地黄丸或左归饮治理。并随证候加减:天门冬、麦门冬、石斛、沙参、玉竹、龟板、鳖甲、旱莲草、女贞子等。

## 阴阳并补

指脏腑阴阳俱虚,或气血俱虚,或肾阴阳俱虚。可因阴损及阳或阳损及阴,或阴阳俱损而致。在辨证方面,既有阳虚的见证,又有阴虚的见证。治疗原则则应阴阳并补,并根据阴阳虚损的情况,分主次施治。

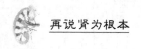

# 肾病实验室常规检查

## 尿液检验

### 1. 尿量

正常结果：＞2 500 ml/24 h 称为多尿，＜400 ml/24 h 称为少尿，＜40 ml/24 h 称为尿闭或无尿。

临床意义：多尿见于尿崩症、慢性肾炎、糖尿病、神经性多尿。少尿、尿闭或无尿，见于休克、脱水、急性肾衰竭、心力衰竭等。

### 2. 外观

正常结果：清晨尿透明，色深黄，振摇后有不易消失的泡沫。

临床意义：红色而混浊为血尿，见于泌尿道肿瘤、结石、结核、外伤等；浓茶或酱油色尿为血红蛋白尿，见于阵发性睡眠性血红蛋白尿、溶血性疾病、血型不符输血后；乳白色可能为乳糜尿，见于丝虫病，亦可能为脓尿，见于泌尿道感染。

### 3. 反应

正常结果：弱酸性。

临床意义：强酸性尿见于酸中毒、服氯化铵后，强碱性尿见于严重呕吐、输血后或尿路感染。

**4. 相对密度(比重)**

正常参考值:1.003～1.030。

临床意义:相对密度高见于急性肾炎、糖尿病失水、心功能不全,相对密度低见于尿崩症、慢性肾炎后期尿相对密度低且固定。

**5. 尿蛋白**

正常参考值:阴性或＜150 mg/24 h。

临床意义:蛋白增高见于急、慢性肾炎,肾盂肾炎,肾病综合征。

**6. 尿糖**

正常参考值:阴性或＜250 mg/24 h。

临床意义:阳性见于糖尿病、肾性糖尿病、继发性糖尿病。

**7. 尿沉渣检查**

正常参考值:红细胞 0～2/高倍镜,白细胞 0～5/高倍镜,透明管型偶见。

临床意义:镜下大量红细胞见于急、慢性肾炎,肾结核,泌尿道肿瘤,肾外伤,肾下垂及使用某些药物后;大量白(脓)细胞见于泌尿道炎症;透明管型见于发热,急、慢性肾炎,肾病;粗大管型见于肾炎晚期;颗粒管型提示肾脏器质性病变;蜡样管型提示肾小管严重变性坏死;白细胞管型提示肾脏感染;大量草酸钙或尿酸盐结晶伴细胞提示结石。

**8. 酮体**

正常结果:阴性。

临床意义:阳性见于糖尿病酸中毒,严重呕吐、饥饿。

**9. 尿胆红素**

正常结果:阴性。

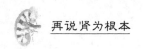

临床意义:阳性见于阻塞性或肝细胞性黄疸,对肝炎早期诊断有意义。

10. 尿胆原

正常结果:正常1∶20稀释度为阴性。

临床意义:阳性见于溶血性黄疸及肝细胞性黄疸。

11. 隐血试验

正常结果:阴性。

临床意义:阳性见于血尿或血红蛋白尿。

12. 爱迪计数(Addis 计数)

正常参考值:正常红细胞 $< 5 \times 10^6/12$ 小时(50 万 /12 小时),白细胞 $< 10 \times 10^6/12$ 小时(100 万 /12 小时),透明管型 $< 5\,000$ 个 /12 小时。

临床意义:增多意义同红、白细胞和透明管型增多。

## 血液常规检查

1. 红细胞计数

正常参考值:男:$(4.3 \sim 5.4) \times 10^{12}/L$,女:$(3.8 \sim 4.8) \times 10^{12}/L$,儿童:$(4.3 \sim 4.5) \times 10^{12}/L$(430 万 ~ 450 万 /dl)。

2. 血红蛋白

正常参考值:男:130~150 g/L(13~15 g/dl,平均 14 g/dl),女:110~140 g/L(11~14 g/dl,平均 12.5 g/dl),儿童:120~140 g/L(12~14 g/dl)。

临床意义:增高为真性红细胞增多症,严重脱水,缺氧。降低提示为多种原因的贫血。

3. 白细胞计数

正常参考值:成人为 (4.0 ~ 10.0) × $10^9$/L(4 000 ~ 10 000/mm³),儿童为 (8.0 ~ 11.0) × $10^9$(8 000 ~ 11 000/mm³)。

临床意义:增高为各种化脓菌感染、骨髓及其他造血组织异常增生引起的疾病。降低则表明病毒感染、伤寒、结核、脾功能亢进、粒细胞缺乏症及造血组织再生障碍性疾病。

4. 血小板计数

正常参考值:(100 ~ 300) × $10^9$/L(10 万 ~ 30 万 /mm³)。

临床意义:增高为慢性粒细胞白血病早期、急性失血后、特发性血小板增多症、真性红细胞增多症、脾切除后、恶性肿瘤。减少则表明原发性血小板减少性紫癜、再生障碍性贫血、急性白血病、脾功能亢进等。

## 肾功能检查

1. 反映肾小球滤过功能的试验

(1) 血清尿素氮测定(BUN)

正常参考值:2.9~6.4 mmol/L(8~18 mg/dl)。

临床意义:正常 BUN 全部由肾脏排泄,50% 被肾小管重吸收,可作为肾小球滤过功能的过滤筛选试验。肾小球滤过率(GFR)下降到 50% 时,BUN 才升高,故不敏感。增高则表明肾功能减退、心力衰竭、休克、消化道出血、严重烧伤。

(2) 血清肌酐(SCR)

正常参考值:50~106 $\mu$mol/L(0.6~1.2 mg/dl)。

临床意义:肌酐经肾小球滤过,肾小管分泌量只占 10%~30%,正常人排出量恒定,男性为 25 mg/kg 体重、女性为 18 mg/kg 体重。血肌酐用来衡量 GFR,影响因素较小,也不敏感,GFR 下降 50% 以上,血肌酐才升高,当肌酐大于 53.84 $\mu$mol/L (6 mg/dl)时,16%~66% 经肾外途径,主要是经肠道所谓肌酐第二代谢途径排泄。

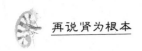

BUN/SCR 比值,正常值 10～15。肾功能衰竭时,此比值保持不变,如比值明显异常,要排除肾外因素。

比值升高:因 BUN 生成增加,见于蛋白质摄入增多、胃肠道出血、溶血、组织分解代谢过度;肾脏尿素重吸收增加,肾前因素如脱水、心力衰竭、尿路梗阻;肌酐生成减少,如饥饿、衰竭时。

比值降低:尿素生成减少,如蛋白质摄入过少,严重肝功能不全;尿素消除增多,肌酐生成增高,如横纹肌溶解。

(3) 内生肌酐清除率(Ccr)

单位时间(min)内从肾小球滤过的血浆毫升数,目前以内生肌酐清除率作 GFR 测定。

正常参考值:70～125 ml/min。

临床意义:50～70 ml/min 为肾小球滤过功能轻度降低,30～50 ml/min 为中度降低,<30 ml/min 为重度降低;10～20 ml/min 为早期肾衰竭,5～10 ml/min 为晚期肾衰竭,0～5 ml/min 为终末期肾衰竭。

(4) 尿酸(UA)

男:0.21～0.44 mmol/L(3.5～7.4 mg/dl);

女:0.15～0.35 mmol/L(2.6～6.0 mg/dl)。

临床意义:UA 增高,常见于痛风、子痫、白血病、红细胞增多症、多发性骨髓瘤、急性肾小球肾炎、慢性肾小球肾炎、重症肝病等。UA 降低,常见于恶性贫血、乳糜泻及肾上腺皮质激素治疗后。

2. 肾小管功能测定

即酚磺酞(酚红,RSR)排泄试验。

正常参考值:15 min 排泄率>25%,2 h 总排泄率 55%～85%(平均为 70%)。

临床意义:若 15 min RSR 排泄率<12%,2 h 低于 55%,而又无肾外因素,肯定存在肾功能不全。2 h 排泄率为 40%～55%表示轻度肾功能损害,25%～35%为中度损害,11%～24%为重度损害,<10%为极重度损害。

# 血清蛋白、蛋白电泳、电解质、红细胞沉降率(血沉)

### 1. 血清蛋白

正常参考值:血清总蛋白 60～82 g/L(6.0～8.0 g/dl),血清白蛋白 35～55 g/L(3.5～5.5 g/dl),血清球蛋白 23～30 g/dl,白蛋白/球蛋白(A/G)为 1.5:1～2.5:1。

临床意义:白蛋白增高见于脱水及血浆浓缩,降低见于肝炎、肝硬化及其他原因引起的肝功能损害(直接反应肝细胞损害程度)、肾病综合征、烧伤、失蛋白胃肠病、慢性消耗性疾病。

球蛋白增高见于慢性感染、肝炎、肝硬化、风湿热、结缔组织疾病、部分恶性肿瘤;降低见于肾上腺皮质功能亢进及先天性免疫功能缺陷的患者致体内球蛋白合成减少。

总蛋白为白蛋白及球蛋白之和,A/G 比值其意义决定于两者之变化。

### 2. 血清蛋白电泳

正常参考值:白蛋白 0.54～0.61,$\alpha_1$ 球蛋白 0.04～0.06;$\alpha_2$ 球蛋白 0.07～0.09,$\beta$ 球蛋白 0.1～0.13,$\gamma$ 球蛋白 0.17～0.22。

临床意义:白蛋白半寿期较长,肝炎时间较长才能反映出来;前白蛋白半寿期短,对急性肝炎反应灵敏。慢性肝病白蛋白降低。

$\alpha_1$ 球蛋白,主要是黏蛋白和糖蛋白,于感染和恶性肿瘤时增高。

$\alpha_2$、$\beta$、$\gamma$ 球蛋白,主要是脂蛋白,是脂肪运输的载体,血脂增高时,两种球蛋白增加,如阻塞性黄疸、肾病综合征、糖尿病、多发性骨髓瘤等,胆汁淤积性肝硬化时,$\alpha_2$、$\beta$ 球蛋白明显升高,有助于与门静脉性肝硬化的鉴别。

$\gamma$ 球蛋白,含抗体,增高见于感染性疾病、结缔组织性疾病及肿瘤;$\gamma$ 球蛋白长期增高,提示肝炎慢性化或肝硬化。

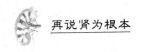

3．电解质

（1）血清钠

正常参考值：130～145 mmol/L。

临床意义：增高为肾上腺皮质功能亢进、原发性醛固酮增多症、垂体前叶肿瘤；降低则表明肾上腺皮质功能减退、慢性肾炎尿毒症期、钠从胃肠道丧失、长期限盐、出汗过多。

（2）血清钾

正常参考值：3.8～5.4 mmol/L。

临床意义：增高为肾功能衰竭（尿少、尿闭时）、补钾过多、应用潴钾利尿剂、肾上腺皮质功能减退；降低则表明肾上腺皮质功能亢进、原发性醛固酮增多症、排钾利尿剂应用、缺钾性周期性麻痹、慢性肾炎、钾从胃肠道丧失。

（3）氯

正常参考值：95～108 mmol/L。

临床意义：增高为肾功能不全排出减少、摄入过多、呼吸性碱中毒；降低表明同血清钙。

（4）血清钙

正常参考值：2.18～2.63 mmol/L(8.7～10.5 mg/dl)。

临床意义：增高为甲状旁腺功能亢进、肾功能不全、骨肿瘤、用过量维生素 D；降低表明甲状旁腺功能减退、手足抽搐症、维生素 D 缺乏、阻塞性黄疸、急性出血性胰腺炎、慢性肾炎。

（5）无机磷

正常参考值：成人为 0.97～1.45 mmol/L(3.0～4.5 mg/dl)；儿童为 1.29～1.49 mmol/L(4.0～6.0 mg/dl)。

临床意义：增高为甲状旁腺功能减退症、肾功能不全、摄入过量维生素 D；降低表明甲状旁腺功能亢进、佝偻病、脂肪泻。

4. 红细胞沉降率(血沉,ESR)

正常参考值:男 0~15 mm/h,女 0~20 mm/h。

临床意义:增高(增快)见于活动性结核病、风湿病、恶性肿瘤、贫血、结缔组织疾病等。

## 抗双链脱氧核糖核酸 DNA 抗体测定(dsDNA)

正常参考值:≤1∶5 阴性。

临床意义:阳性标本常见于系统性红斑狼疮(SLE)活动期,特别是肾病变活动期,阳性率可达 90% 以上。

### 抗核抗体测定(ANA)

正常参考值:≤1∶5 阴性。

临床意义:正常人 1∶5 稀释为阴性,但老年人会出现低滴度阳性。阳性标本见于系统性红斑狼疮(SLE)、皮肌炎、硬皮病、混合结缔组织病、干燥综合征、类风湿关节炎、慢性活动型肝炎、桥本甲状腺炎、重症肌无力等。

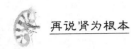

# 判断肾病是否得到有效控制的几个要素

## 蛋白尿

慢性肾脏病预后与蛋白尿相关。蛋白尿分为显性蛋白尿和微量白蛋白尿,后者是指尿白蛋白超过正常,但低于常规方法可检测到的水平。微量白蛋白尿是糖尿病、高血压和肾小球疾病所致慢性肾脏病的早期敏感指标。慢性肾脏病时应采取各种方法使蛋白尿降至尽可能低的水平。

## 高血压及降压治疗

慢性肾脏病中降压治疗目的在于控制血压,降低心血管病危险,减慢肾脏病进展。治疗应个体化,使血压控制在 130/80 mmHg 以下,如尿蛋白超过 1 g/d 则血压应控制在 125/75 mmHg 以下。糖尿病肾病患者无论是否伴高血压,均应用血管紧张素转换酶抑制剂(ACEI)或血管紧张素受体拮抗剂(ARB)药物。非糖尿病肾病伴尿总蛋白与肌酐比值>200 mg/g 者,无论是否伴高血压,均应用上述两类药物。应定期监测肾功能、血压、血钾和蛋白尿等。

## 血红蛋白

多数慢性肾脏病患者有贫血现象,促红细胞生成素缺乏是主要原因。需要应用促红素治疗,并使血红蛋白保持在 110～120 g/L,某些情况可以更高。同时应补充足够铁剂使转铁蛋白饱和度≥20％,铁蛋白≥100 ng/ml,静脉补铁效果优于口服铁剂。每 2～4 周监测一次治疗情况。

中医中药利用当归补血汤方剂,可以使血红蛋白得到有效提高。

## 营养状态

慢性肾脏病患者应采用综合、有效方法定期评估营养状态,包括:血清白蛋白、前白蛋白、血肌酐和肌酐指数、血胆固醇、主观综合营养评估等指标。因人而异地进行合适的饮食,是综合治疗的有效补充。

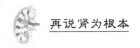

# 与肾病有关的名词解释

## 肾气

肾精化生之气,指肾脏的功能活动,如生长、发充以及性机能的活动。《素问·上古天真论》:"女子七岁肾气盛,齿更发长,……丈夫八岁肾气实,发长齿更。二八肾气盛,天癸至,精气溢泻,阴阳和,故能有子……"。《灵枢·脉度》:"肾气通于耳,肾和则耳能闻五音矣"。

## 肾阴

又称元阴、真阴、肾水、真水。与肾阳相对而言。指本脏的阴液(包括肾脏所藏之精),与肾阳依附为用,是肾阳功能活动的基础物质。肾阴不足,肾阳就会亢奋,甚则相火妄动;相火妄动反过来也灼耗肾阳。

## 肾阳

又称元阳、真阳、真火、命门之火、先天之火。与肾阴相对而言,两者相互依附为用。肾阳是肾生理功能的动力,也是人体生命活动力的源泉。肾所藏之精,需赖命门之火的温养,才能发挥其滋养体内各部分器官组织和繁衍后代的作用,尤其是脾胃的功能,需命门之火温煦,才能完成正常的腐熟水谷和运化精微的任务。

## 肾主纳气

肾与吸气功能有关。由于肾合命门,命门为"呼吸之门"、"元气之所系",肾上连肺,其脉上贯膈,入肺中,呼吸出入之气,其主在肺,其根在肾。肾虚则不能助肺吸气,可见气促气短,呼多吸少,吸气困难等症状。

## 肾不纳气

肾气虚而不能摄纳肺气的病证。病见气短、气喘,动则喘甚而汗出,呼多吸少等吸气困难表现,面浮虚,脉细无力或虚浮无根。多见于慢性心肺功能不全疾患。

## 肾合骨

五脑与五体的相互关系之一。肾藏精,精化生髓,髓充于骨,骨骼的发育、成长、荣枯,与肾的精气盛衰密切相关。《素问·阴阳应象大论》:"肾生骨髓"。

## 肾主水

肾的主要功能之一。泛指藏精和调节水液的功能。《素问·上古天真论》:"肾者主水,受五脏六腑之精而藏之"。《素问·逆调论》:"肾者水脏,主津液"。

## 肾主耳

出《素问·阴阳应象大论》。肾开窍于耳,耳为肾之官,肾气足则听觉聪敏,肾气衰则耳鸣、耳聋。《灵枢·脉度》:"肾气通于耳,肾和则耳能闻五音矣"。耳通于脑,脑为髓海,髓海赖肾的精气化生和濡养,肾虚则失于濡养。

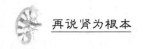

## 肾虚眩晕

眩晕的一种。见《证治汇补》。肾精不足,不能上充脑髓所致。症见头晕耳鸣,神疲,健忘,腰膝酸软。偏肾阳虚者,畏寒肢冷,舌淡脉细弱。治宜补肾温阳。用右归丸、金匮肾气丸等。偏肾阳虚者,心烦内热,舌质红,脉细数,治宜滋阳补肾,用左归丸、知柏八味丸等。本证可见于神经衰弱、脑动脉粥样硬化症、贫血等病症。

## 肾虚腰痛

腰痛的一种。《见千金要方》。多因肾脏虚衰所致。症见腰痛酸软,腿膝无力,遇劳更甚,卧息少安。脉细无力,气怯力弱,小便清利,为肾阳不足;脉洪无力,小便黄赤,虚火时炎,为肾阴不足。治宜补肾为主。虚不甚者,用青蛾丸、煨肾散等;虚甚而精血衰少者,宜当归地黄饮、左归丸或右归丸。

## 肾厥头痛

头痛病症之一。见《本事方》卷二。由于下虚上实,肾气厥逆所致。症见头顶痛不可忍,四肢逆冷,胸脘痞闷,多痰,脉弦。治宜温肾纳气。可选用玉真丸、来复丹、黑锡丹等。

## 肾泄

病名。见《世医得效方》。又名五更泄。因肾元不足所致。症见泄泻日久不愈,常在黎明前作泄,或洞泄清水,或完谷不化,或腹痛泄下不爽,似痢非痢,腹部畏寒,腰膝时冷,面色黧黑,舌淡,苔白,脉沉细。治宜补肾宜元。用七气汤送服安肾丸、震灵丹、四神丸等。

## 肾俞

经穴名。出《灵枢·背腧》。属足太阳膀胱经,位于腰部,当第二腰椎棘突下旁开1.5寸。主治水肿,肾炎,肾绞痛,尿路感染,虚喘,耳鸣,遗精,阳痿,腰痛等。直刺1～1.5。灸3～7壮或5～15分钟。

## 肾哮

病证名。①指肾脏聚水、上凌于肺产生的哮证。《类证治裁》主张用温劫法,以椒目五至六钱研细,分二至三次,用姜汤调服。②指肾水衰少,火盛灼肺所致者。症见午后潮热,哮声如雷,头疼面赤,盗汗烦躁,昼轻夜重,脉数无力等症。治宜补肾制火,清肺润燥法(见明·孙一奎《医旨绪余·哮》)。

## 肾囊风

病名。见《外科正宗》。又名绣球风。由肝经湿热下注,风邪外袭而成。初起肾囊干燥作痒,喜浴热汤,开如粟米,色红,搔破浸淫脂水,或热痛如火燎,经久不愈。即阴囊湿疹,包括神经性皮炎、核黄素缺乏等病。治宜清热祛风除湿。

# 易诱发肾病的相关疾病

# 高血压

　　高血压是由于原发性高血压或多种原因引起的高血压未得到有效控制继而损坏肾脏所导致的一类病症。高血压会对人的脏腑功能造成损害,尤其是心、脑、肾等器官受累最为显著,而几乎有 20％的高血压患者必然导致肾损坏,其产生的机理是:由于肾脏的细小动脉玻璃样变硬化,肾小球由于缺血而发生纤维化和玻璃样变,相应的肾小管消失,残存的肾单位发生代偿性肥大和扩张,长期发展,大部分肾单位萎缩肉眼见肾脏体积缩小,呈颗粒状,肾皮质变薄。晚期肾单位损失过多,可导致肾功能不全甚至尿毒症。

　　由于高血压起病缓慢,肾损坏早期不易察觉,一直到出现水肿等一系列肾病表现才被诊断出高血压性肾病。因此,要避免因高血压引起肾病,则平时要注意有效控制血压。

　　对已经因高血压导致肾病的患者,治疗重点是在降压,其次才是降压与治肾方法并举,因为本病的起因是高血压所致,故如果没有有效降压而会进一步损害肾脏。对于降压而言,除了用药物控制血压外,正常的生活方式及饮食调摄是相当重要的。在生活上尽量保持良好的精神状态,开朗豁达,适当运动,动静结合。在饮食上一定保持清淡,少吃荤菜,多吃蔬菜,过咸过油食物会致血压升高,还会使浮肿加重。

　　对于降压药的选择,可考虑用利尿降压的药物,因为由高压引起的肾病往往伴随不同程度的水肿,这类药正好一举两得,既降了血压,也消了水肿。当血压得到有效控制时,中医中草药的调摄也能全方位的施治,从而使本病得到缓解或控制。

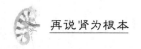

# 糖尿病

　　糖尿病西医分为原发性糖尿病及继发性糖尿病两类，即 1 型和 2 型糖尿病。中医学称为消渴症，并分为上消、中消和下消。上消其症为多饮烦渴；中消其症为多食，善食易饥；下消其症为多尿，尿意频数，临床上这些症状称之为三多一少症，一少是消瘦。当然这些是糖尿病的典型症状，在现实生活中，许多糖尿病患者没有明显的不适，只是感觉口干或食欲大增，或者是体检发现了血糖升高并伴糖化血红蛋白升高。这才发现得了糖尿病，有的甚至出现了水肿等一系列肾病表现，才发现了自己患了糖尿病性肾病。糖尿病最大的危害就是并发症，即不同程度地出现心、脑、肾、眼病变，以及双下肢静脉扩张。而当糖尿病出现了肾病时，往往其他脏器已经受累，如白内障、双下肢肿胀及静脉阻塞、心室肥大、脑水肿等一系列症候，晚期甚至出现尿毒症的中毒，或糖尿病酮中毒，患者口气秽臭，充满氨气或烂苹果气息。

　　因此，糖尿病重在预防，尤其是有糖尿病家族史的人，除了饮食上切忌暴饮暴食之外，对甜品等食物应适度控制，避免食用使体内血糖升高的食物。有些患者无糖尿病家族史，但也由于生活或饮食等原因使假性糖尿病演变成了真正的糖尿病，因此，值得重视。

　　当患者出现了糖尿病并发症，其治疗原则是综合施治，即出现什么病症治疗什么病症，如糖尿病引起的白内障，在治疗糖尿病的同时必须治疗白内障。又如糖尿病引起肾病，在治疗糖尿病的同时必须治疗肾病，对于糖尿病并发症的治疗并非是纲举目张的，患者千万不要认为因为并发症状是由糖尿病引发的，所以只要控制了血糖其他病都会好的，这种观点是错误的。要知道虽然是糖尿病引发其他病，但只要其他病一旦产生，即种下了病根。因此，必须一一铲除，综合施治。这才是糖尿病并发症正确的治疗原则。

# 痛 风

痛风是一种遗传缺陷性疾病,具有家族史。

临床上,痛风症以踇趾关节、踝关节、膝关节、肘关节及指关节等部位的红肿热痛为主症,甚至痛如锥锤、衣被难覆、步履艰难、痛苦不堪,甚至数日高热不退,发作时以晚间居多,三五日子夜后症状骤退,也有症状持续数月者,反复发作无周期。血检,尿酸偏高,超出人体正常值,长期痛风患者关节部位及耳郭处出现明显的"痛风石",X线摄片可见关节面粗糙或呈锯齿状变形。

据调查,有 20%的痛风患者会导致痛风性肾病。这类患者其肾脏功能往往受损或严重受损。若行尿检,可见蛋白尿;血检,肌酐、尿素氮明显升高,标志着病程已到了氮质血症或尿毒症期。

大量临床资料表明,痛风症除了肾脏排泄功能减弱这一因素外,还与患者饮食不节,情志失调有密切的联系。由于患者过多饮食富含嘌呤的食物,如动物内脏、酒类、海鲜,或因生活环境变化导致精神情志失调,诸因合一,使体内的尿酸盐结晶排泄受阻而沉积于关节腔、关节囊,造成了局部关节的红、肿、热、痛,这就是痛风症的病因、病机所在。除此之外,中年男性或老年人(35～65 岁年龄段)患痛风的比例甚高,这是因为此年龄段生理排泄功能有所减弱,加之外界的各种应激原因所致,因而诱发痛风,而此年龄段之外及女性都少有痛风症发现。这一现象充分说明,痛风症除代谢障碍外还有内外因共同影响的结果。

无论是痛风累及肾脏,还是肾病引发的痛风均应积极预防和及时治疗,以免后患。痛风症以防为本,贵在治肾,得了痛风的患者以强肾护肾、提高肾脏的排泄功能为治疗大法。中医学对治疗痛风症及慢性肾脏病有着得天独厚的有利条件,从治肾入手开创了治疗痛风症的先河。

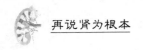

# 久治不愈的尿路感染

尿路感染男女均可发生,但此病女性多于男性是因为男女不同的生理构造所决定的。女性由于经、带、胎、产、孕等不同的生理周期均可导致尿路感染,加之繁重的家务劳动或工作压力,致使身体健康状况每况愈下,长此以往,细菌逆行向上到了肾脏,由普通的尿路感染发展成肾盂肾炎。当然在这其中,误治失治也是一个重要的因素,例如有些患者认为尿路感染么,服一些抗生素就会好的,殊不知灭菌不到位(指用药量及疗程不适当)反而增强细菌的耐药性,从而给以后的治疗带来困难。还有一种相对难治的尿路感染或将其称为肾盂肾炎,是因为久治失治所导致的,病程日久进而影响了人的机体,使人的抵抗能力逐渐下降,此时再用抗生素无济于事,或者即使尿检阴性,但没过几天此病卷土重来,反反复复,久治不愈。中医学称其为"淋证"或"虚劳",其症的实质是自身虚弱,机体失去了抵抗能力,在某种意义上说,此病是自身原因而导致的。

中医学曰:"真气盛,邪不可干",因此治疗这类病证,重在恢复人的正气。因人因时的不同,选择扶正祛邪,以扶正为主的治疗方式,当人的机体调整到了健全的水平,疾病自然就不再发生,这就是中医学治病求本的基本原则。

对于本病治疗的另一个重要因素,那就是彻底地休息。因为本病"遇劳即发",即劳累了就发。因此,中医学称其"虚劳",其症一是体虚,二是劳累,体虚加劳累就可能患本病。

笔者利用中医中草药治疗尿路感染或是肾盂肾炎,疗效颇显,其治疗原则就是驱邪不伤正,且以扶正为主。一些多年罹患此病的患者经此治疗几乎痊愈,极少复发。

# 过敏性紫癜

过敏性紫癜，顾名思义因过敏而出现了紫癜，此病如未能及时有效地控制，进而可转为肾炎，即过敏性紫癜性肾炎。过敏有多种途径，如食物、花粉、有害气体等。但临床上，食物过敏多见，过敏的食物大多集中在海产品、禽蛋类，以及某些豆类食物，其中以虾、蟹、鱼头、鸡蛋、花生、蚕豆、辣椒最为多见，大约60％以上的人群对虾、蟹过敏。

要治疗这一疾病，首先要找出过敏原，如：食物过敏，则必须要寻求是哪类食物，哪种食品导致的过敏，是单一过敏，还是混合过敏？如果是单一过敏，一般容易找出过敏原，只要细查在发生紫癜前曾食用的食物即可，如是否食用过小龙虾、海鲜，或是某一高蛋白的食物。而混合过敏，则要认真分析，仔细寻找过敏原了。以"剁椒鱼头"这道菜为例，有些人单吃鱼头不过敏，单吃辣椒也不过敏，但鱼头加辣椒，或者重辣，则会过敏，且这类人不在少数。当然过敏与人的体质类型有关，也有与摄入量的多少有关。总之，过敏现象是相对复杂的，有些需要通过反复分析、排除各种因素才能找到真正的过敏原。

当前，有些医院有过敏原检查化验，但由于过敏现象的复杂性，故一些数据也仅能作为参考之用，而并非唯一的标准。

过敏性紫癜患者中，大约有40％会演变成肾炎，且多为少年或儿童。这类患者一般多为过敏性体质，加之年幼年少，发育不充分，禀赋不耐、发育未全，导致了疾病的发生。此病初起，腹痛、关节痛，继而周身紫癜样红疹或伴发热等，数天或数周后，发现了血尿和少量蛋白尿，此时即已发展为紫癜性肾炎，或西医全称为过敏性紫癜性肾小球肾炎。

对于此病的治疗,由于患病轻重程度及个体差异的不同,治疗进程也不尽相同,有的经数周或数月的治疗,疾病康复了,有的数月甚至数年都未痊愈。因此,对于疾病的治疗,既要有充分的认识,更要有足够的耐心。

常见肾病的疗法

# 慢性肾小球肾炎

慢性肾小球肾炎,简称慢性肾炎。是由多种原因引起的一组肾小球疾病,而以免疫炎症为主,可原发或继发于其他疾病。本病病程长,尿常规检查有程度不等的蛋白尿、血尿和管型尿,早期肾功能可正常,但大多数患者有不同程度肾功能减退。

本病可发生在不同年龄,以中青年为多,男女发病率之比为 2∶1。

慢性肾小球肾炎的病理改变可因病因、病理及病变活动程度而有所不同,病变可以局灶性或弥漫性,随发病时免疫病理机制的不同可表现为不同程度的系膜及内皮细胞增生、毛细血管基膜增厚、基膜增厚伴系膜增生(基膜增生性)及局灶性硬化,进而肾组织萎缩,出现固缩肾等。

## 病因

多数慢性肾小球肾炎患者的病因目前尚未清楚。有一部分患者是急性链球菌感染后肾炎迁延不愈,病程超过 1 年可转入慢性肾炎。大部分慢性肾炎多不是由急性肾炎迁延而来,有明确急性链球菌感染病史的占 15%～20%。

大部分慢性肾炎可能与免疫复合物沉积于肾小球,或者是由于相应的抗原抗体在肾小球局部形成,激活相应的炎性介质,从而导致了肾组织的损伤。目前非免疫性因素在慢性肾炎的发生、发展中的作用引起了广大研究者的重视。

## 临床表现

慢性肾炎临床表现多种多样,可轻可重,或时轻时重,变异较大。早期患者可有无力、疲倦、腰部酸痛、纳差。水肿时有时无,一般不严重。可有轻度高血压。实

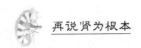 

验室检查多有轻度尿异常,尿蛋白可增多,尿沉渣可见红细胞增多、管型。肾功能多呈轻、中度受损(肌酐清除率下降、氮质血症、尿浓缩功能减退)。这种情况可持续多年、10 余年,甚至更长时间。肾功能可逐渐或较迅速恶化,发展为尿毒症,并出现相应的临床症状,如贫血,酸中毒,水、电解质紊乱等。

部分慢性肾炎患者除有一般慢性肾炎表现外,突出的表现为持续性中度以上程度高血压。这些患者可有眼底出血、渗出,甚至乳头水肿。如血压长期得不到满意的控制,则肾功能恶化较快,预后较差。部分慢性肾炎患者可伴有大量蛋白尿,甚至肾病综合征。

此外,部分慢性肾炎患者在相对平稳过程中常因感染(如呼吸道感染)诱发类似急性肾炎的临床表现,如血尿(包括肉眼血尿)、蛋白尿、管型,高血压、水肿,肾功能可由此而进行性恶化;某些患者则经适当治疗后缓解或自行缓解。

根据慢性肾炎临床表现可进一步区分为:

普通型:有肾炎的各种症状,但无突出表现。

高血压型:除一般肾炎的各种症状外,有高血压的突出表现。

急性发作型:在慢性过程中出现急性肾炎综合征的表现。

## 诊断

典型的慢性肾炎诊断不难,病程往往在 1 年以上,可以有高血压、水肿、血尿、蛋白尿、管型尿等,这些表现中的一种也可以是多种表现并存,常伴有不同程度的肾功能损害。还需要排除多种因系统性疾病引起的肾损害(如糖尿病肾病、原发性高血压继发性肾损害、狼疮性肾炎等疾病)。

## 中医辨证论治

1. 普通型

(1) 脾胃气虚,水湿潴留。

主症:颜面或足跗轻肿,倦怠无力,气短懒言,食纳不香,面色少华,舌淡,苔白,脉濡缓无力。本型以轻度水肿为特点。

治拟:健脾、益气、渗湿治宜。

方药:参苓白术散加减。

用药:北芪,白术,党参,茯苓,薏苡仁,怀山药,砂仁,陈皮,紫苏叶。

随症加减:水肿明显者,加石韦、猪苓、泽泻;尿浊或尿蛋白明显者,加萆薢、芡实。

(2) 肝肾亏损,阴虚血热。

主症:小便短赤,持续镜下血尿,头晕眼花,两眼干涩,心烦失眠,耳鸣、腰膝酸痛,咽干口燥,手足心热,舌红少苔,脉弦细。本型以持续镜下血尿为特点。

治拟:滋养肝肾、清热凉血治宜。

方药:杞菊地黄汤加减。

用药:熟地黄,怀山药,山萸肉,泽泻,茯苓,牡丹皮,枸杞子,菊花,五味子,何首乌。

随症加减:血尿明显者,加墨旱莲、茅根;虚热明显者,加知母、黄柏。

(3) 脾肾两虚,气血不足。

主症:面色苍白,爪甲无华,倦怠短气,头晕耳鸣,腰膝酸软,胃纳不佳,无水肿或微肿,舌淡、苔薄白,脉细软无力。本型以贫血显著为特点。

治拟:健脾益肾、气血双补治宜。

方药:大补元煎。

用药:党参,北芪,白术,熟地黄,枸杞子,当归,杜仲,菟丝子。

随症加减:形寒肢冷或多尿、遗尿者,加附子、肉桂、仙灵脾(淫羊藿);尿少、水肿者,加茯苓、泽泻。

2. 高血压型

(1) 肝肾阴虚、肝阳上亢。

主症:眩晕,头胀头痛,耳鸣目糊,心烦失眠,腰膝酸软,四肢麻木,头重肢轻,多无水肿或可见下肢微肿,舌质偏红,舌苔薄黄或薄白,脉弦细或弦数。

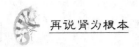

治拟:养阴滋肾、平肝潜阳治宜。

方药:天麻钩藤饮。

用药:钩藤,白芍,桑寄生,杜仲,何首乌,牛膝,益母草,茯苓,熟地黄,石决明。

随症加减:头痛头胀较剧者,加黄芩、山栀子;头晕头痛等症状较轻者,可改用杞菊地黄丸。

(2)阴阳两虚,虚阳上逆。

主症:头痛眩晕,目糊耳鸣,口干难寐,面色微红,肢冷,腰酸腿软,自汗出,夜多小便,舌淡红,脉弦细。

治拟:阴阳双补治宜。

方药:二仙汤加味。

用药:仙茅,仙灵脾,巴戟天,当归,黄柏,知母,龙骨,牡蛎。

随症加减:阴虚明显者,可加入熟地黄、何首乌、桑寄生;阳虚者,可改用肾气丸或地黄饮子。


3. 急性发作型

急性发作期间,用药参考急性肾炎的治疗;急性发作症状缓解后,用药参考普通型的治疗。


## 病案


徐某,男,52 岁

2011 年 4 月初诊,患慢性肾炎近 2 年史。平时尿常规:尿蛋白(＋＋～＋＋＋),尿隐血(＋＋～＋＋＋),尿红细胞 35 个/高倍镜。血肾功能:血肌酐 129 $\mu$mol/L,血尿素氮 8.5 mmol/L,血压 150/105 mmHg。求诊时自述腰疲乏力,头晕耳鸣,小便混浊,舌薄白,脉细弱。

证属:肾气亏虚,精关不固。

治拟:益气固肾,填精止遗治宜。

药用：藤梨根，大蓟根，怀牛膝，党参，太子参，芡实，金樱子，枸杞子，女贞子，旱莲草，黄芪，益母草，制大黄。

处方 15 帖。半个月后患者自述症状减轻。

复诊：患者自觉体力有所恢复，走路轻松了许多，头晕症状消除。尿检：尿蛋白（＋），尿隐血（±），未血检。舌红，苔薄，脉细。继服上方，随症加减：去怀牛膝、女贞子，加黄精、薏苡仁、山药。复方 15 帖。

三诊：复查肾功能，血肌酐 95 μmol/L，血尿素氮 6.3 mmol/L，血压 140/92 mmHg。尿检全部阴性。上方加茯苓、落地蜂二药。再方 30 帖。一个月后，检各项指标均正常，告临床痊愈。

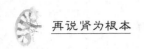

# 肾病综合征

肾病综合征是一种比较顽固的病证，临床中的治疗难度很大。肾病综合征不是一个疾病名，它是一组由多种病因引起的临床症群，最基本的特点是高蛋白尿、低蛋白血症、水肿和高脂血症，临床上称为"三高一低"症状。

## 病因

根据病因肾病综合征可分为原发性和继发性两大类。原发性肾病综合征是原发性肾小球疾病最常见的临床表现。而继发性肾病综合征的原因比较多，常见的有糖尿病肾病、系统性红斑狼疮性肾炎、感染及药物等引起的肾病综合征。原发性肾病综合征的病理类型也比较多，有微小病变性肾病、病灶节段性肾病、膜性肾病等。肾病综合征属中医学的"水肿"、"腰痛"、"尿浊"等范畴。中医学认为，肾病综合征的发生、发展与患者劳累过度、久病误治、体虚及饮食不洁等诱因有关，这些诱因使肺、脾、肾功能失调，引起脏腑气血阴阳不足，导致人体内代谢紊乱，形成肾病综合征，发展到后期，肾虚加重，就会发生"癃闭"、"关格"等证（尿毒症的表现），此时，治疗难度增加，如再治疗不当，随时都会危及患者生命。

## 临床表现

发病前多数无明显原因，有些可有前驱的上呼吸道感染史。通常缓慢发病，但症状出现后的发展较快，其主要临床表现是：

### 1. 大量蛋白尿

尿蛋白定量<3.5 g/24 h,或定性超过"＋＋＋",尿沉渣可有透明或颗粒管型,数量不定。

### 2. 低蛋白血症

血浆蛋白降低,主要是白蛋白降低至 30 g/L 以下。血清蛋白电泳:白蛋白显著降低,$\alpha_2$、$\beta$ 球蛋白单独或同时显著增高,$\gamma$ 球蛋白多数较低(少数患者,特别是狼疮性肾炎可增高,淀粉样肾病 M 球蛋白的增高也可误认为 $\gamma$ 球蛋白增高)。

### 3. 高脂血症

血液中各种脂质含量均增高,临床上一般以测定胆固醇为代表,胆固醇值大多大于 6.2 mmol/L,$\beta$ 脂蛋白和三酰甘油(甘油三酯)亦增高。

### 4. 明显水肿

起病可急可缓程度不一。典型者全身高度水肿,以面部、下肢、外生殖器明显,严重者可伴有胸腔积液、腹腔积液,一般均伴有少尿,水肿严重者常常伴有食欲不振、大便稀烂、疲乏无力、皮肤苍白等。

## 诊断

### 1. 疾病诊断

肾病综合征诊断建立在"三高一低"临床表现的基础上。四项诊断条件中,大量蛋白尿和低蛋白血症是必备的诊断条件,而高脂血症和水肿仅是诊断的辅助条件。

### 2. 病因诊断

肾病综合征诊断确立后应进一步找出其原发病因,区分出是原发性肾病综合

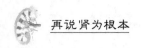
征(原发于肾小球疾病)还是继发性肾病综合征(继发于全身疾病)。

## 中医辨证论治

1. 脾阳不运

主症:全身水肿,按之凹陷,腹胀尿少,面色苍白,身重倦怠,纳呆便溏,恶心呕吐,舌质淡,苔白润或白腻,脉濡弱。

治拟:温运脾阳、通利水湿治宜。

方药:实脾饮加减。

用药:党参,白术,茯苓,附子,薏苡仁,北芪,陈皮,泽泻,石韦。

随症加减:胸闷腹胀者,加大腹皮、砂仁;恶心呕吐者,加半夏、生姜;便溏肢冷,加桂枝、干姜。

2. 肾阳虚弱

主症:全身高度水肿,按之凹陷,可伴有胸腔积液、腹腔积液,阴部肿而冷湿,尿少,腰酸重而痛,神萎倦怠,面色白或晦暗,形寒肢冷,舌质淡胖,苔薄白或腻,脉沉弱。

治拟:温肾壮阳、化气利水治宜。

方药:真武汤加减。

用药:附子,白术,茯苓,泽泻,北芪,桂枝,生姜,石韦。

随症加减:形寒肢冷明显者,加葫芦巴、仙灵脾;头晕气短者,加党参、当归。

3. 阴阳两虚

主症:水肿反复发作,面色白,形寒肢冷,精神疲倦,头晕耳鸣,腰膝酸痛,咽干口燥,舌嫩红少苔,脉象细数。

治拟:阴阳双补、利水消肿治宜。

方药:肾气丸加减。

用药:熟地黄,怀山药,茯苓,泽泻,牡丹皮,山萸肉,附子,肉桂(焗),车前子(包煎),牛膝,麦门冬。

随症加减:若以阴虚为主可去附子、肉桂,或改用猪苓汤(猪苓,茯苓,泽泻,阿胶,滑石)。

水肿消失后,水湿虽去而元气亏耗,脏气未复,尤其是脾肾对精微的输布及固涩的功能尚未恢复,表现为尿蛋白仍多,以及由此造成的低蛋白血症仍明显者,此属虚损范畴,治疗应以健脾利湿、固涩精气为主,常用方剂:大补元煎、无比山药丸、精锁固精丸、菟丝子丸。

## 病案

郑某,男,29岁,湖北武汉市人

2012年底发现眼睑水肿,继而延及头面四肢。患者因感冒后发现本病。来我处求诊时尿检蛋白(＋＋＋),24 h蛋白总量3.6 g,血清总蛋白43 g/L,A/G＝0.83,伴总胆固醇8.3 mmol/L。三高一低症状明确,诊为肾病综合征。舌质黯,苔薄白,脉细。

证属:脾肾亏虚,湿邪瘀滞。

治拟:健脾补肾、活血祛瘀治宜。

药用:藤梨根,炒白术,怀山药,淡附片,黄芪,茯苓,桃仁,益母草,肉桂,豆蔻,川朴,车前子,干姜。处方15帖。

服药后症状明显好转,尿量增加,水肿消退,继服前方,随症加减。上方去桃仁、肉桂,加川芎、太子参。处方15帖。

1个月后,患者症状全消,尿检阴性。再方1个月,并去豆蔻、淡附片,加党参、白茅根。迄今已半年未见再发。

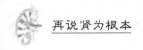

# 急性肾盂肾炎

急性肾盂肾炎是指肾盂黏膜及肾实质的急性感染性疾病,主要是由大肠埃希菌的感染,另外还有变形杆菌、葡萄球菌、粪链球菌及铜绿假单胞菌等引起。

## 病因

肾盂肾炎是由各种病原微生物感染直接引起肾小管、肾间质和肾实质的炎症。主要为非特殊性细菌,其中以大肠埃希菌为最多(占 60%～80%),其次为变形杆菌、葡萄球菌、粪链球菌、产碱杆菌,少数为铜绿假单胞菌;偶为真菌、原虫、衣原体或病毒感染。有报道一些肾盂肾炎,特别是慢性期病灶和肾瘢痕组织中,存在某些病原体的抗原成分,有些还可寻到免疫复合物沉积,结合致病菌有抗体包裹以及肾组织中有淋巴细胞和单核细胞浸润等事实,表明肾盂肾炎的发病机制中存在着免疫反应性损害。

## 临床表现

### 1. 全身表现

起病大多数急骤,常有寒战或畏寒、高热、体温可达 39 ℃以上,全身不适、头痛、乏力、食欲减退、有时恶心或呕吐等。

### 2. 尿路系统症状

最突出的是膀胱刺激症状,即尿频、尿急、尿痛等,每次排尿量少,甚至有尿淋漓、大部分患者有腰痛或向会阴部下传的腹痛。

3. 轻症患者

可无全身表现,仅有尿频、尿急、尿痛等膀胱刺激症状。

## 诊断

1. 血常规检查

白细胞数升高,中性粒细胞增多。

2. 尿常规检查

镜检白细胞增多,可见白细胞管型及红细胞,少数患者出现肉眼血尿,尿细菌培养阳性等,可明确诊断。

## 中医辨证论治

1. 急性期

(1)湿热下注治则:清热利湿通淋。

方药:八正散加减。

用药:萹蓄,瞿麦,车前子(包煎),木通,滑石,山栀子,大黄,灯心草,甘草梢。

随症加减:热甚者,加金银花、连翘、蒲公英,以加强清热之功;小腹坠胀痛者,加川楝子、乌药,以理气;尿血者,加生地炭、白茅根,以止血尿;尿少者,加泽泻、猪苓、茯苓,以利水渗湿。

(2)热郁少阳治则:清肝利胆通淋。

方药:小柴胡汤合龙胆泻肝汤加减。

用药:柴胡,龙胆草,黄芩,山栀子,车前子(包煎),泽泻,木通,滑石,生地黄,当归,甘草梢。

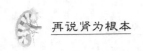 

随症加减:胁痛甚,加延胡索、川楝子,以疏肝理气;口苦便秘者,加生大黄,以清热通便;尿痛较剧者,加黄柏、鸭跖草、蒲公英,以清利下焦湿热。

(3) 湿热中阻治则:清热化湿通淋。

方药:三仁汤合导赤承气汤加减。

用药:杏仁,竹叶,白蔻仁,半夏,厚朴,薏苡仁,滑石,木通,白通草,车前子(包煎),生地黄,黄芩,黄连,黄柏,甘草梢。

随症加减:便秘者,加生大黄,以泻火通便;便溏者,加怀山药、茯苓,以健脾止泻;脘腹满闷者,加枳实、陈皮,以理气。

**2. 慢性期**

(1) 脾肾两虚治则:健脾益肾,清热利湿。

方药:参苓白术散合知柏地黄丸加减。

用药:党参,白术,白扁豆,薏苡仁,怀山药,知母,黄柏,生地黄,泽泻,茯苓,滑石,砂仁,陈皮。

随症加减:呕恶纳呆者,加紫苏、半夏、鸡内金,以化浊降逆开胃;畏寒肢冷者,加仙灵脾、仙茅,以温肾祛寒;面浮肢肿者,加车前子(包煎)、大腹皮,以利水退肿;尿有余沥者,加益智仁、菟丝子,以补肾固涩。

(2) 肾虚湿热阻滞治则:滋阴补肾利湿。

方药:左归丸加味。

用药:生地黄,龟板,知母,黄柏,山茱萸,黄芪,党参,怀山药,枸杞子,牛膝,菟丝子,鹿角胶,泽泻,茯苓,甘草梢。

随症加减:眩晕耳鸣者,加天麻、菊花、钩藤、石决明,以平肝;小便涩痛明显者,加萹蓄、瞿麦、车前子(包煎),以清利下焦湿热。

## 病案

冯某,女,42岁,浙江绍兴市人,农民

2011 年 3 月 24 日初诊,患者农作时突遇大雨,本就身体虚弱,加之淋雨涉水,当晚恶寒发热,伴腰痛甚剧。次日晨见肉眼血尿,伴尿频、尿急、尿痛。在当地卫生院治疗,用阿莫仙等药不见好转。半个月后来我处就诊,因患者症状明显,尿检白细胞(＋＋＋),红细胞(＋＋),尿蛋白(±),伴肾区叩痛,诊断为急性肾盂肾炎。舌红苔黄腻,脉浮而数。

证属:少阳郁热,膀胱湿热。

治拟:清热利湿,和解表里治宜。

药用:柴胡,黄芩,银药,野菊,鸭跖草,鱼腥草,蒲公英,苦参,凤尾草,龙葵,甘草。处方 7 帖。

服药后症状全消,尿检阴性。

考虑患者曾有尿路感染病史,即便邪去,正气尚需建立,以消除本病因虚而致病的实质,故宜调摄自身机体,以防再患。拟方 30 帖,药用:太子参,黄芪,茯苓,熟地黄,山茱萸,怀山药,当归,鸡血藤,益母草,凤尾草,海金沙草。

至今 2 年有余,患者彻底康复,未见再发。

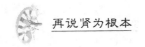

# 慢性肾盂肾炎

肾盂肾炎是肾实质及肾盂盏系统受细菌侵袭而引起的感染性疾患,也属于尿路感染的病变范畴,又称为"上尿路感染"。

肾盂肾炎为临床的常见病。国外文献报道,对 18 万人健康普查统计结果,本病的发病率为 0.92%,且多见于女性。国内资料统计表明,男性发病率为 0.25%,女性为 2.37%,其中育龄妇女尤其是新婚、经期、妊娠以及更年期和老年女性,其发病率可高达 6%。值得重视的是很多急性肾盂肾炎患者由于不能彻底治愈而反复发作,转为慢性,导致肾功能衰竭者日趋增多。据报道,因慢性肾盂肾炎导致肾衰竭者,仅次于慢性肾小球肾炎,在透析和肾移植的患者中,慢性肾盂肾炎约占 20%。

## 病因

肾盂肾炎致病菌中以大肠埃希菌为最多见,约占本病患者的 47%~78%,其次是变形杆菌、葡萄球菌、产气杆菌、铜绿假单胞菌等。自抗生素和免疫抑制剂广泛应用以来,真菌性感染日渐增多。病毒及沙眼衣原体、支原体引起者也有报道。

本病感染的主要途径是上行性感染,即细菌经由下尿道、膀胱、输尿管逆行上至肾脏而发病。女性由于生理上尿道较短;育龄妊娠时输尿管平滑肌松弛以及膨大的子宫压迫输尿管;更年期、老年女性因雌激素减少,不能刺激输尿管的蠕动;以及新婚、经期等是造成细菌繁殖感染上行而引发本病的主要易感因素。其次是血源性感染,人体任何部位有感染病灶或败血症时,细菌可自血液侵入肾脏。再次是淋巴管性感染,在膀胱发生炎症时,细菌可沿输尿管周围淋巴管波及达肾脏;在结肠炎、阑尾炎时,细菌也可沿升结肠或结肠的淋巴管侵及肾脏。另外,尿路手术、器械以及膀胱镜检查、导尿而直接感染也可发生本病。

## 临床表现

慢性肾盂肾炎多由于急性肾盂肾炎治疗不彻底或反复发作、迁延而致,一般病程超过 6 个月以上者为慢性。其症状表现复杂,轻重不一,有的常无明显症状,仅有细菌尿和尿中少量白细胞和蛋白;有的仅表现有疲乏感,不规则发热,腰酸等;有的可有长期反复发作尿路感染病史,发作时有急性尿路感染症状;也有相当一部分慢性肾盂肾炎患者完全无尿路感染病史,慢性肾盂肾炎病程可持续数年或达数十年之久,最终可逐渐产生肾功能衰竭,主要表现为乏力、消瘦、厌食、恶心等,可有高血压、贫血和尿素氮、血肌酐上升等一系列肾功能不全的症状,最终成为尿毒症,预后多不良。

慢性肾盂肾炎,肾小管功能常先受累,患者在血尿素氮升高前,可有多尿——肾小管浓缩功能障碍,尿钠、钾排出过多,可有继发性肾小管酸中毒。根据其临床表现特点可分为 5 型:

(1)反复发作型:多为急性肾盂肾炎发展而来,发作时有膀胱刺激症状,伴有全身感染性症状。

(2)血尿型:以反复发作、血尿为特征,应与肾脏结石、肿瘤、结核相区分。

(3)长期低热型:以反复低热为特点。

(4)高血压型:以高血压为主要表现,应与原发性高血压病相区分。

(5)无症状性菌尿型:以菌尿为其主要表现,容易漏诊。慢性肾盂肾炎经 B 超、X 线、静脉肾盂造影常有特征性改变,可有助于明确诊断。

## 诊断

慢性肾盂肾炎的诊断依赖于病理学或出现尿路 X 线造影的特征性改变。

根据霍金森诊断标准:局灶性粗糙的皮质部瘢痕及相应部位下面乳头收缩和

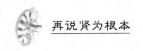

肾中盏变钝、扩张,且瘢痕最常见于肾脏的上下极部位。

尿常规及肾功能变化:可以出现真性细菌尿。24 h尿蛋白定量可能是慢性肾盂肾炎患者的一个重要预后指标,大部分患者24 h尿蛋白小于1 g。

## 中医辨证论治

慢性肾盂肾炎多见于正虚邪实的虚实夹杂证,以肾脾不足为主,兼有湿热余邪未清,应扶正祛邪,标本同治,治疗原则为调补脾肾和清热利湿并重。

慢性肾盂肾炎急性发作,出现类似急性肾盂肾炎的膀胱湿热证,可用八正散等方剂短期治疗,待急性膀胱刺激症状控制后,即可根据正虚表现及尿路症状辨证论治。

1. 肾阴不足,湿热留恋

主症:若腰酸腰痛,头昏耳鸣,口干咽燥,五心烦热,尿频而短,尿热涩痛,舌红少苔,脉弦细数。

治拟:滋养肾阴、清热利湿治宜。

方药:知柏地黄汤加味。

用药:生地黄,怀山药,山萸肉,牡丹皮,茯苓,泽泻,知母,黄柏,白茅根,车前子(包煎),蒲公英,川牛膝。

如肾阴虚兼膀胱湿热较重,尿路症状明显,或尿血,苔黄或腻,脉濡数者,可用猪苓汤(猪苓,茯苓,泽泻,阿胶,滑石)合导赤散(竹叶,通草,生地,甘草,白茅根,墨旱莲,山栀子)。

2. 气阴不足,上盛下虚

主症:若腰膝酸软,小腹微胀,小便涩滞,尿意不尽,心烦失眠,乏力气短,口干口渴,舌尖红,脉细数,属气阴不足。

治拟:益气养阴、清热利湿治宜。

方药:清心莲子饮。

用药:黄芩,麦门冬,地骨皮,石莲肉,白茯苓,人参,车前子(包煎),甘草。

慢性肾盂肾炎非急性发作期,常以上述阴虚兼湿热者较多见,此时湿热最易伤阴。如久病不愈,阴损及阳,亦可致气虚阳虚。若以脾气虚为主者,可用参苓白术散(莲子肉,薏苡仁,缩砂仁,桔梗,白扁豆,白茯苓,人参,甘草,白术,怀山药);脾气不足,中气下陷者,可用补中益气汤(黄芪,炙甘草,白术,人参,当归,升麻,柴胡,陈皮);肾气虚为主者,可用菟丝子丸。

### 3. 脾肾阳虚,余邪未清

主症:若腰膝冷痛,尿涩不畅,淋沥不尽,夜间尿频,面浮足肿,神疲乏力,纳呆腹胀,大便溏薄,舌淡,脉沉细无力。

治拟:温肾健脾、化湿通淋治宜。

方药:济生肾气丸加味。

用药:生地黄,怀山药,山萸肉,牡丹皮,茯苓,泽泻,桂枝,附片,车前子,川牛膝,黄芪,白术,薏苡仁。

随症加减:如系尿频、遗尿多者,加益智仁、菟丝子;小腹坠胀者,加升麻、柴胡、党参。

## 病案

沈某,女,56岁,浙江杭州市人

患慢性肾盂肾炎20余年史。期间反复发作,曾用抗生素见效,近年发作频繁,且抗生素因耐药而无效,随之产生大量的副作用因而停用西药。

初来我处为2年前,诉腰胀痛且坠感甚,疲倦乏力,口干尿频,夜尿七八次,甚则10来次,痛苦不已。经检查,白细胞(＋＋～＋＋＋),红细胞(＋＋),大肠埃希菌严重超标。结合病史,诊断:慢性肾盂肾炎。察舌:舌红,少苔,脉象细弱。

证属:肾阴亏虚,湿热壅滞。

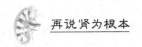

治拟:清利湿热,养阴固肾治宜。

药用:藤梨根,生山栀,淡竹叶,牡丹皮,怀牛膝,瞿麦,萹蓄,海金沙草,党参,太子参,茯苓,女贞子,墨旱莲,桑螵蛸,升麻。

上方15帖,服至半月,患者自觉症状减轻许多,复诊时尿检均为阴性,原方再服15帖,症状全消,尿检阴性。继服前方,随症加减。上方去生山栀、淡竹叶、瞿麦、萹蓄,加黄芪、当归、凤尾草、熟地黄、山茱萸、干姜、大枣。连续服用2个月,20多年的慢性肾盂肾炎告痊愈。至今1年多未见再发。

# 隐匿性肾小球肾炎

隐匿性肾小球肾炎，又称无症状性血尿和（或）蛋白尿，是指症状及体征不明显，病程绵长，反复发作，病因病理改变多样，有轻度的持续性或间断性蛋白尿或血尿(有时为反复发作性肉眼血尿)的一类肾小球疾病。

## 病因

本病病因目前尚不清楚，一般认为与链球菌、病菌等感染有关。中医学认为隐匿性肾小球肾炎属于"尿血"、"虚劳"、"腰痛"等范畴。其病因常由素体不足，感受外邪以致热毒扰肾、损伤血络或阴虚内热、迫血妄行，皆可导致血尿。蛋白是人体的精微物质，由脾化生，由肾固藏。脾肾气虚，不能固摄，精微下泻，故见蛋白尿；日久可导致气阴两虚，肝肾亏虚，瘀血内停，湿浊阻滞而成虚实夹杂之证。

## 临床表现

隐匿性肾小球肾炎大部分患者无明显症状及体征，部分患者可有腰酸、乏力，肉眼血尿等非典型表现。其临床特征主要为尿的异常，这种尿异常可表现3种形式：①持续性轻、中度蛋白尿、尿蛋白(＋～＋＋)，24 h尿蛋白定量小于1 g，尿沉渣中可有颗粒管型，并可有少量红细胞(5个高倍镜)。病理改变多为轻度系膜增生或局灶系膜增生性。②持续或间断血尿为主，相差显微镜检查尿红细胞以畸形为主。常在发热、咽炎、过劳、受凉、药物损伤等诱因影响下，出现一过性肉眼血尿为局灶性增生。③持续性蛋白尿和血尿，有时还可出现水肿、血压增高等，但当诱因

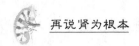

过后，又可回复到原来的隐匿状态。这类患者预后较差，易缓慢发展至肾功能不全。病理改变为较明显的系膜细胞增生，膜增生性、膜性肾炎和局灶硬化肾炎的早期。

无症状性蛋白尿和（或）血尿是隐匿性肾炎的主要临床表现。中医学属于"尿血"、"虚劳"、"腰痛"等范畴。临床上根据传统的宏观辨证，无症状性镜下血尿或蛋白尿，往往会无证可辨。可从面唇舌色、口味喜恶、二便相关性、病史、用药史、脉象等中医学四诊内容及尿常规、尿血浆纤维蛋白的降解物（FDP）、肾活检结果中分析、辨证。本病治疗应根据标本虚实随证治之。

由于本病较少或毫无症状，常常处在一种无证可辨的状态，因此辨证分型要着重于一般情况及望、闻、问、切各诊所得的资料进行分析，并结合该病的发病机制进行考虑。

## 诊断

隐匿性肾小球肾炎的临床诊断、实验室检查特点主要包括：

无急、慢性肾炎或其他肾脏病史，肾功能基本正常。

无明显临床症状、体征，表现为单纯性蛋白尿和（或）肾小球源性血尿。

可排除其他肾小球性血尿或功能性血尿。

以轻度蛋白尿为主者，尿蛋白定量小于 1.0 g/24 h，但无其他异常，可称为单纯性蛋白尿。以持续或间断镜下血尿为主者，无其他异常，相差显微镜检查尿红细胞以异常为主，可称为单纯性血尿。

## 中医辨证论治

1. 阴虚血热、迫血下行

主症：小便短赤带血，心烦难寐，口干口渴，目眩耳鸣，腰腿酸痛，舌质红，苔少，脉弦细数。

治拟：滋养肾阴、清热凉血治宜。

方药：知柏地黄丸加减。

用药：生地黄，怀山药，茯苓，泽泻，牡丹皮，山萸肉，知母，黄柏，墨旱莲。

随症加减：血尿明显者，加小蓟、阿胶、白茅根；腰痛明显者，加杜仲、牛膝；心烦难寐者，加麦门冬、酸枣仁。

2. 脾胃气虚，统血无权

主症：小便频数带血，尿色淡红或镜下血尿，每于过劳后出现，倦怠少气，食纳减少，面色萎黄，舌淡，苔白，脉细。

治拟：健脾、益气、摄血治宜。

方药：归脾汤加减。

用药：北芪，白术，党参，当归，茯苓，炙甘草，大枣，白芍，熟地黄，墨旱莲，阿胶。

随症加减：腰酸腰痛者，加杜仲、菟丝子；尿蛋白多者，加芡实、金樱子。

3. 脾肾两虚，精微外泄

主症：小便频数，尿检查常有蛋白尿，精神困倦，饮食减少，面色萎黄，头晕耳鸣，腰脊酸痛，舌质淡，脉虚弱。

治拟：健脾益气、补肾固摄治宜。

方药：无比山药丸。

用药：怀山药，熟地黄，山萸肉，茯苓，菟丝子，金樱子，巴戟天，杜仲，北芪。

随症加减：形寒肢冷者，加附子、肉桂；镜下血尿者，加阿胶、墨旱莲。

## 病案

许某，女，34岁，上海市人

2012年5月初诊，自述半年前因不明原因发现肉眼血尿，次日经医院尿检尿蛋白（＋＋），隐血（＋＋），红细胞异形率≥85％，尿红细胞平均体积≤80 fL，但自

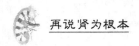

感腰酸乏力,纳差,血压及其他检查基本正常。无明显家族史。曾服用西药及中成药,效果不明显。来我处诊治,舌红,苔薄白,脉细。

证属:气阴两虚,肾气不足之候。

治拟:益气养阴,培元固肾治宜。

药用:党参,太子参,黄芪,茯苓,紫花草,夏至草,山栀根,桑螵蛸,羊角风,米仁根,菟丝子,怀山药,炒白术,石韦,苍术,干姜,大枣。处方15帖。

服药后,自觉腰痛、乏力、纳差之症明显改善。尿检蛋白(±),隐血(±)。继服上方15帖。

1个月后,患者尿检阴性,红细胞形态在正常范围。为巩固治疗,上方连续服用2个月后停药,迄今已近半年各项检查均正常,自觉无任何不适。

# IgA(免疫球蛋白 A)肾病

IgA(免疫球蛋白 A)肾病是一个免疫病理学诊断名称,是指肾活检免疫病理检查发现在肾小球系膜区有以 IgA 为主的颗粒样沉积,是一组多病因引起的具有相同免疫病理学特征的慢性肾小球疾病,临床表现以血尿为主,且不伴有其他系统性疾病(如过敏性紫癜、肝硬化等)的原发性肾小球肾炎。之所以将 IgA 肾病从隐匿性肾小球肾炎中单独列出,是因本病有其特殊的病理、临床特点,并且是导致终末期肾功能衰竭的一个主要原因。我国 IgA 肾病的发病率占原发性肾小球疾病的 26%～34%。男女之比大约是 2:1。

## 病因

IgA 肾病的发病机制目前尚未明确。目前众多国内外研究机构研究表明,IgA 肾病可能与黏膜免疫有关,由于肾小球和毛细血管球有颗粒 IgA 和 C3 沉积。

沉积于肾小球的 IgA 或 IgA 免疫复合物导致肾小球损害。常见的病理改变是弥漫性系膜增生或局灶性节段性增生性肾小球肾炎。有些病例为轻微病变、毛细血管内增生性肾炎。

中医学认为本病主要的病因、病机是由于外感风热、湿热之邪或阴虚内热,热邪迫血妄行,或脾虚气弱,气不摄血,导致尿血,其中肝肾阴虚或气阴两虚为本,风热及湿热毒邪为其标。日久阴损及阳。肾阳虚不能温煦脾阳,进而相继出现脾肾气阳两虚。加之风热及湿热毒邪反复侵袭,内外互结,使症状反复,病情缠绵,迁延难愈。

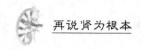

## 临床表现

IgA 肾病在临床上常有以下几种表现,当发现存在这些临床特征时,应高度怀疑患本病的可能。

#### 1. 发作性肉眼血尿

这是 IgA 肾病最常见的临床症状,常于上呼吸道感染、肠道感染、脊髓炎、腹膜炎、带状疱疹等后出现。尤其是上呼吸道感染后 1～3 天即会出现肉眼血尿,故又有"咽炎同步血尿"之称。肉眼血尿出现后可持续数小时或数天,一般不超过 3 天。发作后,部分尿红细胞可消失,部分虽肉眼血尿消失,但可转成持续性镜下血尿。肉眼血尿发作时,可伴有水肿、高血压等急性肾炎综合征表现,少数患者甚至出现急性少尿性肾功能衰竭,但为可逆性。

#### 2. 镜下血尿伴或不伴蛋白尿

儿童和青少年的 IgA 肾病常以此为主要表现。一般无其他症状。

#### 3. 蛋白尿

IgA 肾病约有 60％有蛋白尿,一般表现为轻度蛋白尿,尿蛋白定量小于 1 g/24 h。少数患者为大量蛋白尿,但不属肾病综合征。

#### 4. 肾病综合征

约 10％～24％的患者出现肾病综合征(关于肾病综合征参见相关章节)。

#### 5. 高血压

中国汉族 IgA 肾病高血压发病率为 9.1％。

### 6．急进性肾炎综合征

此种临床表现不常见。患者多有持续性血尿、大量蛋白尿、水肿、高血压、肾功能在短期内急剧恶化。

### 7．肾功能不全

血尿、蛋白尿、高血压伴有氮质血症。一般年龄较大，最终需要透析等肾脏替代疗法。

### 8．其他

IgA 肾病也可出现突发的腰痛、腹痛。

总之，本病临床表现多种多样，部分预后欠佳，需引起重视。

## 诊断

本病的诊断依靠肾活检标本的免疫病理学检查，即肾小球系膜区或伴毛细血管壁 IgA 为主的免疫球蛋白呈颗粒样沉积。

IgA 肾病只是一个病理类型，要排除继发性系膜 IgA 沉积的情况，才能诊断为原发性。继发性的情况主要见于：①多系统疾病：过敏性紫癜、系统性红斑狼疮、类风湿关节炎、干燥综合征等。②肿瘤：肺癌、鼻咽癌等。③感染性疾病：麻风等。④其他疾病：慢性阻塞性肺部疾病、慢性肝病等。

相关的实验室检查：尿沉渣检查可见：尿红细胞增多，相差显微镜显示以变形红细胞为主，有时可见到混合性血尿。大多数患者尿蛋白可以阴性。有 30%～50%患者 IgA 水平升高。

## 中医辨证论治

### 1．风邪犯肺

主症：小便出血始于恶风发热之后，伴咽喉疼痛、咳嗽。舌苔薄白，脉浮或浮数。

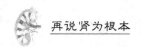

治拟:疏风宣肺、清热止血治宜。

方药:银翘散加减。

用药:金银花,连翘,白茅根,小蓟,黄芩,桔梗,牛蒡子,芦根,竹叶,玄参,甘草。

随症加减:咳嗽者,加桑叶、鱼腥草。


2. 湿热蕴结

主症:小便短赤,尿中带血鲜红,尿道灼热,舌质红,苔黄,脉数。

治拟:清热利尿、凉血止血治宜。

方药:小蓟饮子加减。

用药:生地黄,小蓟,蒲黄,藕节,山栀子,通草,滑石(包煎),淡竹叶,甘草,白茅根。

随症加减:尿血甚者,加仙鹤草、墨旱莲;有风热表证者,加金银花、连翘、荆芥;下焦热盛者,加黄柏、知母;湿热中阻者,加滑石(包煎)、薏苡仁;便秘者,加大黄。


3. 气滞血瘀

主症:尿血暗红或夹有血块,多反复发作,伴腰部酸困,少腹刺痛拒按,或可触到积块,时有低热。舌质紫暗,或有瘀斑,苔薄白,脉沉涩。

治拟:行滞、化瘀、止血治宜。

方药:血府逐瘀汤合蒲黄散加减。

用药:桃仁,红花,赤芍,川芎,牛膝,当归,生地黄,枳壳,柴胡,甘草,蒲黄,五灵脂。

随症加减:尿血量多者,可选加茜草根、侧柏叶、三七粉(冲服)、琥珀(冲服)。


4. 阴虚火旺

主症:小便频数短赤带血,头晕目眩,耳鸣,神疲乏力,口干,心烦,颧红潮热,腰膝酸软。舌质红,少苔,脉细数。

治拟:滋阴降火、凉血止血治宜。

方药:知柏地黄丸合二至丸加减。

用药：知母，黄柏，生地黄，山萸肉，怀山药，牡丹皮，泽泻，茯苓，白茅根，墨旱莲，女贞子。

随症加减：有低热者，加银柴胡、地骨皮、鳖甲（先煎）；心烦失眠者，加夜交藤、酸枣仁；头晕目眩者，加钩藤、菊花。

### 5. 脾肾两虚

主症：小便带血，尿血淡红，纳食减少，精神疲惫，面色萎黄，头晕目眩，腰膝酸痛。舌质淡红，苔白，脉虚弱。

治拟：健脾益气、补肾固涩治宜。

方药：补中益气汤合无比山药丸加减。

用药：黄芪，党参，白术，甘草，当归，陈皮，升麻，柴胡，怀山药，肉苁蓉，赤石脂。

随症加减：尿血量多者，加阿胶（烊化）、炒蒲黄、血余炭；尿血日久不止者，加牡蛎（先煎）、金樱子；头晕目眩、腰膝酸冷者，加鹿角胶（烊化）、狗脊。

### 6. 气阴两亏

主症：小便频急，尿血，色鲜红，兼见神疲乏力，或潮热盗汗，口燥咽干，手足心热，面色潮热或萎黄，舌质淡红，苔薄白，脉细缓或虚弱。

治拟：益气、养阴、止血治宜。

方药：参芪地黄汤加减。

用药：党参，黄芪，生地黄，牡丹皮，女贞子，墨旱莲，怀山药，茜草根。

随症加减：盗汗明显者，加浮小麦、煅牡蛎（先煎）、糯稻根；肾精亏虚者，加龟板（先煎）、冬虫夏草、杜仲；津伤者，加玄参、天花粉、川石斛；低热不退者，加青蒿、鳖甲（先煎）、银柴胡、百部。

## 病案

谢某，男，28岁，浙江金华市人

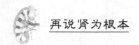 

　　2011年3月初诊,患者经三甲医院肾穿刺后,诊断为IgA肾病,系膜增生型肾小球肾炎。经泼尼松(强的松)、骁悉两药治疗,病情有所控制,但无法根治。半年后转我处施诊,尿检蛋白(＋＋),隐血(＋＋＋)。红细胞异型率98％,血压150/102 mmHg,肾功能正常。仍服用泼尼松30 mg/HL,伴"满月脸",及向心性肥胖之激素综合征。舌红、苔薄白,舌根腻,脉细数。

　　证属:阴虚火旺,肾气不固之候。

　　治拟:养阴清热,益气固肾治宜。

　　药用:生地黄,夏至草,玄参,莲肉,牡丹皮,知母,黄柏,芡实,炙甘草。

　　处方30帖,1个月后患者尿检全部阴性。再撤强的松1粒,共3个月将激素减完。期间坚持服用本药,随症加减。共半年时间停服本药,迄今年余未见再发,告临床痊愈。

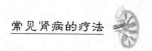

# 多囊性肾病

多囊肾是肾脏的皮质和髓质出现多个囊肿的一种遗传性肾脏疾病。按遗传方式分为两型：常染色体显性遗传型，此型一般到成年才出现症状；常染色体隐性遗传型，一般在婴儿即表现明显。常染色体显性遗传型多囊肾临床常见，约占终末期肾脏病的 5%～10%。

## 病因

中医学认为多囊肾属于"积聚"、"虚劳"等范畴。其发生主要是由于禀赋不足，脏腑亏损，肾络阻滞，痰瘀水浊停积体内所致。但关键在于先天阴阳造化之偏异而导致肾脏本体之畸形，气血逆乱，瘀浊内停。其病位在肾，但与肝脾关系密切。盖肾主水液，司开合；脾主运化，升清降浊；肝主疏泄，调畅气机。三脏功能对人体气血的运行和水液的排泄代谢很重要。

## 临床表现

幼年时肾保持正常大小或略小，偶可发现些小的囊肿。随年龄增长，囊肿的数目和大小均逐步增加，但进程缓慢，多数到 30 岁以后囊肿和肾脏长到比较大时才出现症状。常见症状有：

### 1. 肾脏肿大
可大于正常人的 5～6 倍，两侧可有明显差别。肾脏肿大早期需影像学检查才

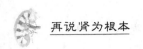 

能发现,严重者腹部触诊即能发现。

### 2．腰腹部不适,疼痛

这是肾和囊肿增大,肾包膜张力增加或牵引肾蒂血管神经引起的。突然加剧的疼痛常为囊内出血或继发感染,合并结石或出血后血块堵塞输尿管可引起肾绞痛。

### 3．蛋白尿和白细胞尿

20～40 岁患者中 20％～40％有轻度持续性蛋白尿,24 h 尿蛋白定量一般在 1 g 以下。白细胞尿多见,但不一定是尿路感染。

### 4．高血压

高血压是本病早期的常见表现,并直接影响预后。据报道,无氮质血症的患者近 60％发生高血压;肾功能正常的患者中,合并高血压时肾脏明显大于血压正常者。

### 5．肾功能损害

一般 30 岁之前很少发生慢性肾功能衰竭,至 59 岁时约有半数患者已丧失肾功能而需替代治疗。

## 诊断

X 线诊断是起到决定性作用的。腹部平片及肾盂造影,可见肾外形增大,轮廓不规则,肾盂肾盏被挤压而变形,表现为扩大、缺损、移位或消失。肾盏变平或呈半月状。逆行肾盂造影比静脉造影可以更为清楚地显示。B 超可发现肾脏积液的囊腔对诊断有很大的帮助,如果与其他的疾病难以鉴别,必要时可行肾组织活检,以明确诊断。

## 中医辨证论治

### 1. 气滞血阻证

主症:腹块软而不坚,腰酸腹胀,胀多于痛,舌质暗,苔薄白,脉弦沉实有力。

治拟:行气活血、消积通络治宜。

方药:宣明三棱汤加减。

用药:三棱,莪术,青皮,当归,白术,木香,槟榔,郁金,甘草。

随症加减:胃纳不佳者,加山楂、神曲;腰腹痛明显者,加延胡索、川楝子。

### 2. 寒湿凝滞证

主症:胸闷腹胀,腰酸楚或板滞不舒,纳谷不香,或食后脘胀,面色萎黄或㿠白无华,大便或软或溏,腹块胀痛,或小便不利,下肢水肿;舌淡胖,苔白腻,脉濡缓。

治拟:温阳化湿、消症散积治宜。

方药:春泽汤合大七气汤加减。

用药:茯苓,猪苓,泽泻,白术,桂枝,人参,青皮,陈皮,桔梗,木香,三棱,莪术,香附。

随症加减:脾虚纳减便溏者,加怀山药、白术、白扁豆、莲肉;腰酸冷痛者,加附子、肉桂、干姜,但有尿血者亦慎用温热药;出现下焦湿热,膀胱气化失司者,可换用八正散、知柏地黄汤之类;热伤血络而尿血鲜红、茎中涩痛者,加用小蓟饮子或吞服琥珀末等;尿中有砂石排出者,可用三金汤加减。

### 3. 瘀血内结证

主症:腰腹胀痛,腹渐隆起,按之痛胀,甚或胸闷脘胀,难以平卧或俯卧,形体消瘦,面目虚浮,舌暗淡,或有瘀点紫斑,脉涩滞。

治拟:活血化瘀、软坚散结治宜。

方药:鳖甲煎丸加减。

用药:鳖甲,黄芩,柴胡,阿胶,大黄,䗪虫,桃仁,牡丹皮,芍药,凌霄花,葶苈子,

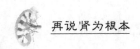

瞿麦,石韦,厚朴,桂枝,干姜,蜂房,赤硝,半夏,党参。以丸吞服,也可以汤代丸,酌情加减,取峻药缓攻之意。

随症加减:脾胃功能虚弱,气血亏损者,可间服八珍汤(熟地黄,当归,党参,白术(炒),白芍,茯苓,川芎,炙甘草,炮姜,益母草,枳壳,香附,阿胶(烊化)),或十全大补丸(人参,肉桂,川芎,干地,茯苓,白术,甘草,黄芪,当归,白芍);面色黧黑,少腹胀痛,小便不利,或尿血紫暗夹块者,可送服大黄䗪虫丸。

4. 正虚邪实证

主症:形体羸瘦,面色黧黑,腹大坚满,块大拒按,尿少水肿,或兼恶心呕吐,纳谷锐减。偏阳虚者,畏寒肢冷,小便清长,舌淡胖,脉沉细;偏阴虚者口干咽燥,心烦失眠,小便短赤,舌尖红,脉细数等。

治拟:扶正祛邪、活血化瘀治宜。

方药1:偏阳虚者,济生肾气丸加减。

用药1:熟地黄,怀山药,牡丹皮,茯苓,泽泻,牛膝,车前子,桂枝,制附子。

方药2:偏阴虚者,六味地黄丸合一贯煎。

用药2:熟地黄,炒山药,山萸肉,牡丹皮,茯苓,沙参,麦门冬,生地黄,枸杞子,川楝子。

随症加减:偏阳虚者,如畏寒怯冷明显者,加仙茅,补阳化气;水湿潴留而水肿不退者,以防己黄芪汤(汉防己,黄芪,甘草,白术)、真武汤(茯苓,芍药,白术,生姜,附子)组合,温肾散寒,健脾利水;胃失和降而恶心呕吐频频者,加姜半夏、陈皮、黄连;尿少尿闭者,恶心呕吐严重者,宜用温脾汤(大黄,当归,干姜,附子,人参,芒硝,甘草)加减,温中补虚,攻逐瘀浊;偏阴虚、阴虚阳亢而头晕头痛、心烦失眠者,加菊花、天麻、钩藤;阴虚内热,灼伤脉络,症见小便短赤,或带血丝者,加小蓟、白茅根。

## 病案

肖某,男,46岁,江苏宜兴人

　　患者 30 岁时体检发现肾囊肿,双肾增大,囊肿最大者 6 cm。因家在农村,且母系家族有此病,故一直姑息治疗。数年后,肾囊肿不断增大,最大者至 9 cm。此时肾功能衰竭至五期,血肌酐 960 $\mu$mol/L,血尿素氮 35 mmol/L,尿蛋白(＋＋～＋＋＋),尿隐血(＋＋～＋＋＋),偶见肉眼血尿,及白细胞尿,血压 180/120 mmHg,自觉腰部胀痛甚,时时欲呕,血红蛋白 80 g/L,至尿毒症期。当地医院令其血透被患者拒绝,遂来我处用中草药试治。此时患者颜面萎黄,双下肢凹肿,舌淡,苔薄腻,脉沉细数。

　　证属:湿浊壅阻,脾肾阳虚。

　　治拟:温化肾阳,行气降浊治宜。

　　药用:藤梨根,消饭花,大叶兰,山栀根,炒白术,米仁根,夏至草,紫花草,葛根炭,小芦根,鸭跖草,马鞭草,生黄芪,茯苓,山萝卜,干姜。

　　处方 30 帖,一个月后患者自感轻松许多,也无呕吐之感。继服上方加生军、羊角风、野菊,30 帖。又一个月后,B 超显示囊肿缩小至 5 cm,血肌酐回落至 430 $\mu$mol/L,血尿蛋白(＋),尿隐血(＋),血压 140/95 mmHg,血红蛋白至 96 g/L。目前仍在治疗中。

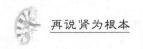

# 慢性肾功能衰竭

慢性肾功能衰竭（CRF，简称慢性肾衰竭）是慢性肾功能不全的严重阶段，为各种肾脏疾病持续发展的共同转归，主要表现为代谢产物潴留，水、电解质、酸碱平衡失调和各系统症状，尿毒症是进行性慢性肾功能衰竭的终末阶段。

## 病因

其发生机制主要是在各种慢性肾实质疾病的基础上，缓慢地出现肾功能减退而衰竭。产生尿毒症的临床症状有些与水、电解质和酸碱平衡有关，有些则与尿毒症各种毒素有关。

引起慢性肾功能衰竭的疾病，以慢性肾小球肾炎最为常见，占 50%～60%。肾小动脉硬化症、慢性肾盂肾炎以及全身性红斑狼疮等也是较为常见的原因。其他如肾结核、糖尿病性肾小球硬化症、多囊肾、肾脏发育不全，以及结石、肿瘤、前列腺肥大等引起的尿道梗阻也可导致慢性肾功能衰竭。

引起慢性肾功能衰竭的病因很多，但其发病机制和临床表现却基本相似，都是基于肾单位的严重破坏，当肾小球滤过率下降到 15% 以下时，体内出现严重的内环境紊乱和代谢废物的潴留，常有下列代谢紊乱发生。

### 1. 钠和水平衡的紊乱

慢性肾功能衰竭患者，由于肾脏浓缩和稀释功能的严重障碍而又摄入过多的钠和水可造成钠和水的潴留，引起水肿、高血压，甚至充血性心力衰竭，若摄入过少，又易出现低钠及脱水，故不宜过度限制，一般钠的摄入量以不出现水肿为度。

## 2. 钾代谢的紊乱

肾小球滤过率极度降低时,肾小管不能充分排钾以及摄入过多含钾药物或食物(摄入量超过 70～90 mmol/L 时),代谢性酸中毒、溶血、感染、脱水等都可引起高钾血症,如因肾功能衰竭伴有多尿、呕吐、腹泻及钾摄入量不足时又可导致低钾血症。

## 3. 钙、磷、镁代谢紊乱

肾小球滤过率降低到 40～50 ml/min 时,使磷的滤过排出减少,导致血磷升高,刺激甲状旁腺素的分泌,使尿磷排泄增加,血磷仍能控制在正常范围内。若肾功能进一步恶化,血磷的升高不能控制,高血磷以及肾实质的损害使肾脏合成活性维生素 D 能力减退,导致血钙浓度下降。慢性肾功能衰竭患者,由于饮食的限制或继发甲状旁腺功能亢进,抑制了镁的吸收,所以镁平衡可在正常范围。但尿少的患者,在大量镁负荷时很难排出,体液内过剩的镁可产生血镁过高。

## 4. 代谢性酸中毒

代谢性酸中毒是慢性肾功能衰竭进展过程常见的一种症状,由于肾小球滤过率的下降,使代谢产物包括硫酸盐、磷酸盐等酸性物质在体内潴留。而肾小管合成氨与排泄氢离子的功能显著减退,因此常有酸中毒。若有腹泻,使碱性肠液丢失,则可使酸中毒症状更为严重。

## 5. 蛋白质、脂肪、碳水化合物代谢的变化

(1) 蛋白质代谢:尿素是蛋白质分解代谢的主要产物,食物中蛋白质与血中尿素含量有密切关系,如摄食高蛋白质饮食,血浆尿素氮浓度和肾小球滤过率明显上升。当患者食欲低下,蛋白质及热量摄入不足就会出现负氮平衡及低蛋白血症。在一般饮食条件下,当肾小球滤过率下降到正常值的 25% 以下时,血中尿素氮即开始升高,经肾小球排出尿素减少而小部分须经肾外途径排出。尿毒症患者血中必需氨基酸如缬氨酸、色氨酸、异亮氨酸、组氨酸等降低,而苯丙氨酸升高,且非必

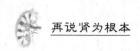

需氨基酸中的酪氨酸降低,反映了慢性肾功能衰竭时特有的蛋白质代谢改变。

(2) 脂肪代谢:尿毒症患者可能由于高胰岛素血症而促进肝脏对三酰甘油(甘油三酯)的合成增加,同时组织清除脂蛋白脂酶的活力降低而易发生高脂蛋白血症。

(3) 碳水化合物代谢:有 $70\% \sim 75\%$ 的尿毒症患者有葡萄糖耐量降低,其血糖曲线与轻型糖尿病患者相似,但空腹血糖正常。近年来发现慢性肾功能衰竭患者血浆中胰高血糖素浓度都有不同程度升高,并和氮质血症有密切相关,对胰岛素不敏感患者,经透析后可得到纠正,糖耐量曲线亦可恢复正常,但不能降低胰高血糖素的浓度。

## 临床表现

### 1. 消化系统
表现厌食,恶心,呕吐,腹泻,口有尿味,消化道出血等。

### 2. 神经系统
表现精神委靡不振,头晕,头痛,记忆力减退,失眠,四肢麻木及痒痛式的"不安宁腿"综合征,并可有嗅觉异常、排尿困难等,严重者可昏迷。

### 3. 心血管系统
常有高血压,心力衰竭,心悸,气喘不能平卧,心律失常,严重者可出现心包积液,甚至发生心包填塞。

### 4. 造血系统
表现严重贫血,晚期可有各器官出血倾向。

### 5. 呼吸系统
呼出的气体有尿味,可出现代谢性酸中毒的呼吸。

### 6. 皮肤表现

干燥,脱屑,无光泽,并可有黑色素沉着致皮肤较黑,皮肤瘙痒,也可以有水肿、皮肤感染等。

### 7. 骨骼系统

可出现肾性骨病,表现骨关节疼痛。

### 8. 免疫系统功能低下

易继发各种感染,如支气管炎、肺炎、胸膜炎、皮肤疖肿、泌尿系统感染等。

### 9. 代谢紊乱

水、电解质和酸碱平衡失调,可致水肿或脱水,手足抽搐。

在发生慢性肾功能衰竭之前,由于各种慢性肾脏疾病可分别引起以肾小球或肾小管损害为主的病变,故在临床上可出现不同的症状和体征。但是在各种慢性肾脏疾病的晚期,由于大量肾单位的破坏和功能的丧失却可出现相同的后果,即残存肾单位过少所致的肾功能衰竭。因此慢性肾功能衰竭是各种慢性肾脏疾病最后的共同结局。

## 诊断

由于肾脏有强大的储备代偿功能,故慢性肾功能衰竭的发展过程可以随着肾脏受损的逐步加重,可以根据临床表现及血肌酐浓度而分为下列四个时期。

第一期:肾脏储备功能降低期。在较轻度或中度肾脏受损时,未受损的肾单位尚能代偿已受损的肾单位的功能。故在一般情况下肾脏泌尿功能基本正常。机体内环境尚能维持在稳定状态,内生性肌酐清除率仍在正常值的 30% 以上,血液生化指标无明显改变,也无临床症状。但在应急刺激作用下,如钠、水负荷突然增大或发生感染等时,可出现内环境紊乱。

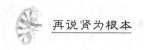

第二期:肾脏功能不全期。由于肾脏进一步受损,肾脏储备功能明显降低,故肾脏已不能维持机体内环境的稳定。内生性肌酐清除率下降至正常值的 25%～30%。有中度氮质血症和贫血,肾脏浓缩功能减退,常有夜尿和多尿,一般临床症状很轻,但在感染、手术及脱水等情况下,肾功能即明显恶化,临床症状加重。

第三期:肾功能衰竭期。肾脏内生性肌酐清除率下降至正常值的 20%～25%,有较重的氮质血症,血液非蛋白氮多在 60 mg/L 以上。一般有酸中毒、高磷血症、低钙血症,也可出现轻度高钾血症。肾脏浓缩及稀释功能均有障碍,易发生低钠血症和水中毒,贫血严重。有头痛、恶心、呕吐和全身乏力等症状。临床称为氮质血症期或尿毒症前期。

第四期:尿毒症期为慢性肾功能衰竭的晚期。内生性肌酐清除率下降至正常值的 20%以下。血液非蛋白氮在 80～100 mg/L 或更高。毒性物质在体内的积聚明显增多,有明显的水、电解质和酸碱平衡紊乱及多种器官功能衰竭。临床上有一系列尿毒症症状即自体中毒的症状出现。

## 中医辨证论治

本病在中医学中属"水肿"、"关格"、"癃闭"、"腰痛"、"虚劳"、"肾风"等范畴。中医学认为因禀赋素弱,或因劳累过度,或因饮食不节,或因复感外邪,或因久治不愈,肾气日衰,脏腑虚损,脾虚则健运无权,水谷不化,血液乏于滋生,湿毒壅塞三焦,清气不升,浊气不降,肾失开合,气化无权。不能分清别浊,湿浊之邪内蓄体内,毒邪不得外解,怒必内溃,于是邪陷心包,肾虚风动,直至心肾俱衰而告终。

1. 脾肾气虚证
主症:面色无华,全身疲乏,纳差腹胀,大便偏稀,口黏口淡,不渴,腰膝酸软,手足不温,遗尿频多,舌淡有齿痕,脉象沉弱。
治拟:健脾补肾治宜。
方药:香砂六君子汤加减。

用药:党参,白术,茯苓,木香,砂仁,仙茅,仙灵脾。

随症加减:纳差腹胀甚者,加川厚朴、麦芽;腰膝酸痛甚者,加炒杜仲、怀牛膝;阳虚明显者,加肉桂、干姜。

**2. 脾肾阳虚证**

主症:面色㿠白,神疲乏力,纳差便溏或有水肿,口黏口不渴,腰膝酸痛或腰部冷痛,或有畏寒肢冷,遗尿频多清长,舌淡嫩胖,齿痕明显,脉沉弱。

治拟:温阳健脾治宜。

方药:真武汤加减。

用药:茯苓,白术,芍药,附子,生姜,党参,黄芪。

方中附子温肾壮阳;茯苓、白术健脾燥湿;芍药酸敛;生姜温散水气;党参、黄芪健脾益气。

随症加减:遗尿频多、清长甚者,加怀山药、芡实;水肿甚者,加车前子、猪苓、泽泻。

**3. 肝肾阴虚证**

主症:面色萎黄,口苦、口干喜饮,目睛干涩,大便干结,腰膝酸痛,手足心热,头晕耳鸣,舌红少苔,脉细或弦细。

治拟:滋补肝肾治宜。

方药:杞菊地黄丸合二至丸加减。

用药:枸杞子,菊花,生地黄,怀山药,山茱萸,茯苓,牡丹皮,泽泻,女贞子,地骨皮,甘草。

方中六味地黄丸滋阴补肾;枸杞子、菊花养阴平肝;女贞子、地骨皮滋阴清热;甘草调和诸药。

随症加减:头晕耳鸣甚者,加黄精、牛膝、白芍;口苦、口干甚者,加黄芩、柴胡;潮热者,加龟板。

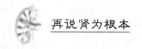

4. 湿热中阻,浊邪壅盛证

主症:突然恶心呕吐,纳呆腹胀,口苦、口干,心烦失眠,或痰多,便秘,舌红,苔黄腻,脉弦数或弦滑。

治拟:清热化湿、和胃止呕治宜。

方药:黄连温胆汤加味。

用药:黄连,竹茹,枳实,半夏,陈皮,茯苓,干姜,甘草。

方中黄连、竹茹、枳实清热化湿;半夏、陈皮、茯苓和胃止呕;干姜温中散寒;甘草调和诸药。

随症加减:大便秘结甚者,加生大黄;湿热酿痰,蒙蔽心包,症见神昏谵语者,加菖蒲郁金汤(菖蒲、郁金、牡丹皮、山栀子、淡竹叶、竹沥、通草、连翘、灯心草、紫金锭)。

## 病案

张某,男,65 岁,浙江绍兴市人

患者慢性肾小球肾炎 10 余年,因长期间断性治疗终成慢性肾衰。2012 年 6 月来我处就诊。初诊时,患者颜面黎黑,双下肢凹陷水肿,舌淡,苔黑润,脉沉迟。血检:血肌酐 690 $\mu$mol/L,血尿素氮 25.51 mmol/L,血红蛋白 80 g/L。尿检:尿蛋白(+++),尿隐血(++),血压 165/105 mmHg。患者主诉:乏力,呕恶,头晕,嗜睡等。据上证候确认为慢性肾功能衰竭。

证属:湿邪壅盛,阻遏三焦。

拟治:行气降浊,辟秽解毒治宜。

方用:郭氏疏导内消汤基础方加减。

药用:藤梨根,白花蛇舌草,地公,龙梗,消饭花,姜竹茹,云雀根,白汁草,野菊,黄芪,白茯苓,羊角风,干姜。

处方 15 帖。半个月后,患者水肿消失,尿蛋白(++),血压 150/95 mmHg。

再方 15 帖,加当归、鸡血藤、红藤。服药后,症状进一步好转,血红蛋白升至

96 g/L,血肌酐降至 460 $\mu$mol/L,血尿素氮降至 15.5 mmol/L。

继服前方,随症加减,去白花蛇舌草、姜竹茹,加丹参、川药、白芍、米仁。处方30 帖。服后患者身感轻松,两便正常,纳食有味。血检:血肌酐 290 $\mu$mol/L,血尿素氮 10.5 mmol/L,血红蛋白 10.3 g/L。尿检:蛋白(±),血压 140/92 mmHg。

施治半年余,患者病情仍在好转中。

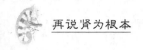

# 尿毒症

　　尿毒症不是一种独立的疾病的名称,而是各种肾脏疾患(包括肾炎、肾盂肾炎等肾脏疾病)进行性恶化、发展到终末期,导致肾功能严重损害的一系列综合征,是各种肾脏疾患最为严重的病理表现。当血肌酐超过 445 $\mu$mol/L,尿素氮 ＞ 20 $\mu$mol/L,酸中毒明显,出现各种系统症状,甚至昏迷时,此为肾功能衰竭、尿毒症期。

## 病因

　　尿毒症的致病因素包括各种代谢产物的潴留,代谢性酸中毒,水、电解质平衡失调,内分泌代谢失调等。

　　由肾功能不全发展至尿毒症的过程,通常用"健存"肾单位学说来解释。当肾脏患病时,一部分肾单位毁损,失去功能,而另一部分肾单位受累较轻,通过自身调节,仍基本上保持着"完整"的功能,如当肾小球滤过率下降,滤出的钠减少,肾小管就会减少钠的重吸收,以保持机体钠的平衡。对其他物质如水、钾等亦如此。故此,一部分肾单位被称为"健存"肾单位。另一方面,机体为维持正常代谢的需要,这些较少的"健存"肾单位就要增加负荷,加倍工作,因而肾小球发生代偿性增大,肾小管扩张、延长,血流灌注量加大,使每一个"健存"肾单位的肾小球滤过率增大,流经肾小管的原尿量也增加,从而补偿了被毁坏的肾单位功能。如果这些"健存"肾单位尚有足够的数量,则肾功能可以代偿,患者就不会出现肾功能不全症状。但若病变继续发展,"健存"肾单位越来越少,肾功能不全症状就会出现,并可发展成尿毒症。

## 临床表现

尿毒症时多种代谢产物、水、钠在体内潴留,内环境紊乱,全身各系统和组织都可受到损害,因此尿毒症的临床表现很复杂,常见的表现为:

### 1. 胃肠道表现

是尿毒症患者最早和最常出现的症状,常见有厌食、恶心、呕吐、腹泻、舌炎、口有尿臭味、口腔黏膜溃烂,甚至消化道出血等症状。

### 2. 心血管系统表现

常伴有高血压、左心室肥厚、全身小动脉硬化;严重者可有心力衰竭,也可出现心包积液、心胸比例增大、肺水肿。

### 3. 造血系统表现

贫血是尿毒症的重要表现之一,红细胞生成素不足是主要原因,血红蛋白可降至 $4\sim5\,g/L$ 或更低,患者主要感觉全身无力、气短。尿毒症患者还容易出血,如皮下瘀斑、鼻出血、牙龈出血、黑便等,女性患者出现月经出血不止症状,主要是血小板功能降低所致。

### 4. 神经系统表现

一般表现为精神委靡,头晕、头痛、注意力不能集中以及记忆力减退、乏力、失眠等,也可出现四肢发麻、手足灼痛,甚至疼痛难忍等症状。

### 5. 呼吸系统表现

常见的是肺水肿,多为钠、水潴留引起心功能衰竭所致。尿毒症的毒性产物可以引起支气管炎、肺炎、胸膜炎,出现咳嗽、咳痰、胸痛等。酸中毒时出现深长呼吸。

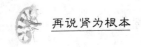

### 6. 皮肤表现

皮肤失去光泽,干燥、脱屑。严重时会出现皮肤尿毒霜,它刺激皮肤会引起尿毒症性皮炎,患者感觉奇痒而搔抓。

## 诊断

除上述表现外,各项检查如下:

血肌酐≥445 $\mu$mol/L,血尿素氮≥20 $\mu$mol/L,血尿酸≥420 $\mu$mol/L。

B超:双肾缩小,皮髓质分界不清。

血红蛋白<60 g/L。

血压≥140/90 mmHg。

## 中医辨证论治

中医学认为尿毒症是由于肺脾肾三脏运化失司,导致气机逆乱而产生的综合征群。临床可见五脏皆病之候,症见胸闷气促、恶心呕吐、心悸怔忡、纳少溲闭、血衄下痢、头昏眩晕、肢抽肤痒、腰膝酸软,或狂躁失眠,或嗜睡噩梦等证候。

### 1. 脾肾气虚

主症:倦怠乏力,气短懒言,纳少腹胀,腰腿软,口淡不渴,大便不实,遗尿清长,甚则畏寒肢冷,腰部发冷,脉沉弱,舌淡有齿痕。

治拟:补气健脾益肾治宜。

方药:香砂六君子汤合二至丸。

用药:人参,白术,茯苓,陈皮,半夏,砂仁,木香,生姜,甘草,旱莲草,女贞子。

随症加减:大便溏薄者,加肉豆蔻、炒白术;神疲乏力者,加黄芪、甘草。

2. 脾肾阴虚

主症:面色少华,气短乏力,腰膝酸软,皮肤干燥,口干舌燥,饮水不多,或手足心热,或有手足不温,大便稀或干,尿少色黄,夜尿清长,脉沉细,舌淡有齿痕。

治拟:益气滋肾治宜。

方药:参芪地黄汤随症加减。

用药:人参,黄芪,熟地黄,怀山药,山茱萸,茯苓,泽泻,牡丹皮。

随症加减:夜寐多梦,小便频数者,加芡实、五味子、桑螵蛸。

3. 肝肾阴虚

主症:头晕头痛,口舌咽干,渴喜凉饮,五心烦热,全身乏力,腰膝酸软,大便干结,尿少色黄,舌淡红无苔,脉沉细或弦细。

治拟:滋养肝肾治宜。

方药:六味地黄汤合二至丸。

用药:熟地黄,怀山药,山茱萸,茯苓,泽泻,牡丹皮,仙茅,仙灵脾。

随症加减:肝阳上亢(高血压)者,加夏枯草、墨旱莲。

4. 阴阳两虚

主症:极度乏力,胃寒肢冷,手足心热,口干欲饮,腰膝酸软,大便稀溏,小便黄赤,脉象沉细,舌淡白胖润有齿痕。

治拟:阴阳两补。

方药:金匮肾气汤或地黄饮子。

用药:熟地黄,怀山药,山茱萸,茯苓,泽泻,牡丹皮,制附子,肉桂,巴戟天,石斛,肉苁蓉,五味子,麦门冬,石菖蒲,远志。

随症加减:舌强不能语者,加解语丹。

## 病案

吴某,男,65 岁,浙江温州乐清人

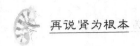

患者高血压病史 12 年,因未重视也未治疗,3 年前突感头晕恶心,胸闷气促,乏力嗜睡,伴随心动心悸,夜不得卧。被当地医院确诊为慢性肾功能衰竭,尿毒症期。

经检查:血肌酐 1 420 $\mu$mol/L,血压 210/120 mmHg。医生建议患者血透被拒,后于 2010 年 9 月来我处施治。

证属:肝阳上亢,心肾失交。

拟治:平肝潜阳,交退心肾治宜。

方药:内服郭氏《疏导内消汤》验方,外用本方沐浴及灌肠等综合治疗。

药用:藤梨根,落地蜂,金蝉花,地公,铜丝草,忍冬藤,羊角风,山萝卜,龙梗,马鞭草,野菊,丹参,生藤,红藤,干姜。

灌肠药用:败酱草,生大黄,煅牡蛎,红藤,败酱草。1 日 3 次留肠半小时。

上方内服外用药合二为一淋浴每日一次,每次 30 分钟,以微微出汗水为度。期间用络活喜、倍他乐克、盐酸可乐定等西药有效控制血压,从而缓解了因恶性高血压而导致的肾损害。同时令患者严格控制饮食,以量出为入的原则进行食物控制,适当补充必要的鱼、肉、蛋类及其制品,严格控制盐、糖的摄入量。一个月后,患者血肌酐降至 660 $\mu$mol/L,第二个月降至 430 $\mu$mol/L,第 3 个月降至 310 $\mu$mol/L。现仍用上述综合调治法进行治疗,病情在继续好转中。

与肾相关的疾病

# 高血压性肾病

高血压性肾病系原发性高血压引起的良性小动脉肾硬化（又称高血压肾小动脉硬化）和恶性小动脉肾硬化，并伴有相应临床表现的疾病。良性肾小球动脉硬化最常见，为本部分讲述重点。良性肾小球动脉硬化是由于长期高血压缓慢发展而来的肾脏小动脉硬化，导致肾脏缺血性改变，使肾小管和肾小球功能受损。

高血压的病因及其机制目前尚不十分清楚，临床常分为轻度、中度和重度或恶性高血压。轻中度高血压患者引起的肾损害较轻，很少出现严重肾功能不全，其病理以肾小动脉玻璃样变为主。但恶性高血压患者均伴有肾损害，如不进行有效治疗将迅速发展至肾功能衰竭，病理上以入球小动脉和毛细血管丛广泛的纤维素样坏死为主。

## 病因

原发性高血压是一种常见疾病，其对肾脏的损害主要是对肾血管和肾功能的损害。在起病初期为全身小动脉痉挛，数年后全身细小动脉硬化，表现为细小动脉内膜下玻璃样变，管壁增厚变硬而狭窄，其中以肾细小动脉的病变最为显著。同时发生各脏器的缺血性病变。

中医学认为高血压的形成系肝肾阴虚，水不涵木，肝阳上亢引起。肾阴亏损，相火内动，灼伤阴络，出现血尿。肾的闭藏功能受损出现蛋白尿。

## 临床表现

病史：年龄多在 40～50 岁以上，高血压病史 5～10 年以上。有过度脑力劳动

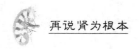

史,或者过度嗜烟酒者。

脑神经症状:头晕、头痛是本病常见的症状。也可有头部沉重或颈项扳紧感。

消化道症状:可有恶心、呕吐等症状,多由高血压脑病所引起。

视网膜病变:视力模糊,出现视乳头水肿,视网膜出血、渗血。

脑的合并症:脑的血管结构比较薄弱,发生硬化后更脆弱,易在血压波动时致脑出血。此外,小动脉硬化易导致血栓形成而发生脑梗死。

心脏合并症:最常见的高血压性左心室肥厚,患者可出现心悸,或劳力性呼吸困难,阵发性夜间呼吸困难、水肿等。严重者可出现左心衰竭,或者并发缺血性心脏病,出现心绞痛、心肌梗死的临床症状。

尿量变化:早期仅有夜尿增多,继之出现蛋白尿,个别病例可因毛细血管破裂而发生短暂性肉眼血尿,但无明显腰痛。

## 诊断

### 1. 体检发现

一般血压持续性增高(150/100 mmHg 以上);有的眼睑和(或)下肢水肿、心界扩大等;多数动脉硬化性视网膜病变,当眼底有条纹状、火焰状出血和棉絮状的软性渗出,支持恶性肾小动脉硬化症诊断。伴有高血压脑病者可有相应的神经系统定位体征。

### 2. 辅助检查

多为轻、中度蛋白尿,24 h 定量多在 1.5～2.0 g;镜检有形成分(红细胞、白细胞、透明管型)少,可有血尿;早期血尿酸升高,尿 NA 克酶、β2MG 增高,尿浓缩稀释功能障碍;肾小球滤过功能多缓慢下降,血尿素氮、肌酐升高。肾小管功能损害多先于肾小球功能损害。

影像学检查肾脏多无变化,发展致肾功能衰竭时可出现肾脏不同程度缩小;放射性核素检查早期即出现肾功能损害;心电图常提示左心室高电压;胸部 X 线或超声心动图常提示主动脉硬化、左心室肥厚或扩大。

临床诊断困难者应早期作肾活检。

## 中医辨证论治

本病属中医学的"眩晕"、"水肿"范畴。多因肝、脾、肾三脏功能失调所致。肾阴素亏而使肝失所养，或郁怒伤肝，肝郁气滞，气机不利，气滞血瘀，使清窍受蒙。久则使肝、脾、肾三脏俱虚。肾脏虚弱，气血不足，气虚则清阳不升，血虚而脑失充养，加之肝郁气滞，气机不利，血瘀络阻以致清窍空虚而眩晕。久病致脾肾阳虚，肾阳衰败，蒸化失司损及脾阳，脾虚则健运失职，聚湿为浊，以致清阳被痰湿所蒙，浊邪不降发生眩晕。因此本病的病机特点为本虚标实，虚实夹杂，故辨析要着重辨虚实，注意标本兼顾。

1. 阴虚阳亢证

主症：眩晕耳鸣，头痛且胀，面色潮红，急躁易怒，腰膝酸软，五心烦热，心悸失眠，舌质红，苔薄黄或舌红少苔，脉弦洪数。

治拟：滋养肾阴，平肝潜阳治宜。

方药：杞菊地黄丸加减。

用药：枸杞子，菊花，熟地黄，山茱萸，怀山药，泽泻，牡丹皮，茯苓，甘草。

随症加减：肝阳上亢甚者，有风动之象者，加钩藤、石决明、夏枯草；阴虚甚者，加知母、女贞子。

2. 气血亏虚证

主症：眩晕，动则加剧，劳累即发，唇甲不华，发色不泽，神疲懒言，心悸不寐，纳差便溏，甚则小便不利，肢体水肿，舌质淡，苔薄白，脉细弱或结代。

治拟：补益气血、健运脾胃治宜。

方药：归脾汤加减。

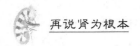

用药:党参,黄芪,当归,茯苓,木香,酸枣仁,远志,龙眼肉,阿胶(烊化),大枣。

随症加减:头晕甚者,加黄精、熟地黄;腹胀纳呆,加神曲、鸡内金;水肿者,加猪苓、车前子。

3. 肾精不足证

主症:眩晕耳鸣,失眠多梦,腰膝酸软。偏于阳虚者,四肢不温,形寒肢冷,纳差便溏,舌质淡,脉沉细无力;偏于阴虚者,五心烦热,舌红少苔,脉弦细数。

治拟:偏阴虚者,补肾滋阴治宜;偏阳虚者,补肾助阳治宜。

方药1:补肾滋阴,以左归丸加减。

用药1:熟地黄,怀山药,山茱萸,菟丝子,枸杞子,怀牛膝,鹿角胶,龟板胶,女贞子。

方药2:补肾助阳者,用右归丸加减。

用药2:熟地黄,怀山药,山茱萸,枸杞子,杜仲,菟丝子,制附子,肉桂,当归,鹿角胶,牛膝。

随症加减:阴虚内热明显者,加鳖甲、知母;阴阳两虚明显者,方药2加龙骨、牡蛎。

4. 痰浊阻滞证

主症:头晕重着,胸闷恶心,面部或肢体水肿,腰以下尤甚,小便不利,苔白腻,脉濡滑。

治拟:燥湿祛痰、健脾化湿治宜。

方药:半夏白术天麻汤合五苓散加减。

用药:半夏,白术,天麻,陈皮,茯苓,泽泻,猪苓,桂枝。

随症加减:痰浊甚者,加石菖蒲、胆南星;呕吐甚者,加竹茹、干姜。

5. 气滞血瘀证

主症:眩晕伴头胀痛,痛处固定,经久不愈,面色暗滞,舌淡边有瘀点,脉弦涩。

治拟：活血化瘀、行气利水治宜。

方药：血腑逐瘀汤加减。

用药：当归,川芎,赤芍,桃仁,红花,柴胡,益母草,枳壳。

随症加减：瘀血重者,加三棱；水肿者,加白茅根、车前子。

## 病案

钱某,男,51岁,宁波宁海人

患者高血压史15余年,且有明显的高血压家族史,父亲因高血压致中风后逝,兄弟三人均Ⅲ级高血压。当年冬季因感受酷寒,自感头昏头晕且胀痛,入当地医院测血压220/140 mmHg,蛋白尿（＋＋＋）,隐血（＋＋）,红细胞（＋）。患者自述以往无明显不适,只是偶见小便混浊,严重时伴双下肢水肿,此况大约3年史,亦未重视,直到本次严重不适,方被当地医院诊为Ⅲ级高血压,高血压性肾病。遂来我处施治。

证属：肝阳上亢,肾气亏虚。

治拟：平肝潜阳、补肾纳气治宜。

方用：杞菊地黄汤加减。

用药：熟地黄,生地黄,怀山药,山茱萸,白茯苓,泽泻,牡丹皮,枸杞子,杭菊,夏枯草,决明子,知母,炙甘草,豨莶草。处方15剂。

患者服药3天即感受脚步轻松,头脑清明许多,测血压为148/105 mmHg。服药至7天,血压降至140/95 mmHg。15天后血压为135/85 mmHg,并经尿检：蛋白尿（＋＋）,隐血（＋）,红细胞（±）。

再方15帖,并在保持血压稳定的基础上,加强对蛋白尿、血尿的控制。继续用杞菊地黄汤加减。

用药：熟地黄,山茱萸,茯苓,泽泻,牡丹皮,芡实,金樱子,黄芪,党参,太子参,车前子,萹蓄,瞿麦,石韦,炙甘草。

一个月后,患者血压、尿常规均正常,并自感无任何不适。为巩固和预防治疗,患者连服本药3个月,后告临床痊愈。

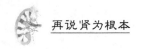

# 糖尿病性肾病

糖尿病性肾病是糖尿病常见的并发症之一。从广义上讲,包括与糖尿病有关的肾脏病,如糖尿病性肾小球硬化、小动脉性肾硬化、肾盂肾炎及肾乳头坏死等。狭义上仅指糖尿病性肾小球硬化症,属糖尿病微血管病变范畴,是一种临床常见的继发性肾病,为糖尿病心、脑、肾三大并发症之一。本章仅讨论狭义的糖尿病性肾病。糖尿病在我国的发病率为 6.09%,其中 1 型糖尿病(胰岛素依赖性糖尿病,IDDM)约占 10%,并发肾损害者约为 35%;2 型糖尿病(非胰岛素依赖性糖尿病,NIDDM)约占 90%,以中老年为多见,并发肾损害者为 15%~60%,病情发展较慢,大多死于心脑血管并发症。糖尿病性肾病是慢性肾功能衰竭常见的病因,在美国终末期肾衰竭患者中,糖尿病性肾病占 1/3。糖尿病肾病一旦出现临床蛋白尿,往往不可逆地进展至终末期肾衰竭。虽然糖尿病肾病尚无特异的治疗方法,但及时有效地治疗,可延缓早期糖尿病肾病的进展。糖尿病引起慢性肾功能衰竭者为非糖尿病患者的 17 倍,为我国常见的继发性肾病之一。糖尿病肾病男性多于女性,男女比例为 1.7∶1。

## 病因

西医学对糖尿病肾病发病机制的认识:糖尿病肾病是糖尿病微血管病变的一部分,其发病机制是复杂、多因素的,包括遗传、生化改变,脂质代谢紊乱,肾脏血液动力学改变,肾脏结构异常,细胞因子与多肽生长因子等。

中医学认为糖尿病性肾病属于"消渴"、"虚劳"、"水肿"等范畴,其基本病机包括:

1. 饮食不节,积热伤津

长期过食肥甘,醇酒厚味损伤脾胃,脾失健运。

2. 情志失调,郁火伤阴

思虑伤脾或是情志失调,肝失疏泄,使肾失封藏。

3. 房劳伤肾,肾精亏损

房事不节,性欲过度,肾精亏虚,耗伤精气。

4. 先天不足,五脏虚弱

先天禀赋不足,气血两虚,极易精亏液耗,发为本病。

5. 失治误治,燥热伤津

素体阴虚,又误服辛香之品,引发本病。

## 临床表现

当糖尿病性肾病出现明显的症状时,多已进入较晚的阶段,其临床表现对病程有所不同。

1. 蛋白尿

蛋白尿是糖尿病性肾病的第一个标志。患者由早期的无蛋白尿→仅在一定量的运动后出现蛋白尿→间歇性蛋白尿→经常性、持续性的蛋白尿,大部分患者的蛋白尿在"＋＋"以上。当出现持续性蛋白尿后,肾小球的滤过率即开始下降。随着病程的进展,尿蛋白量逐年增多,尿蛋白量与肾脏病变严重程度相一致。当肾小球滤过率明显低于正常,出现大量蛋白尿后,能很快发展到肾功能衰竭;而 24 h 尿蛋白少于 3 g,尿蛋白量无明显增多者,肾功能衰竭出现缓慢。

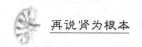

### 2. 水肿和肾病综合征

大约有一半左右的患者会出现水肿,可能是因糖尿病肾病从尿中丢失大量蛋白,久之引起低蛋白血症,但患者年龄越大,其他原因引起的水肿可能性也越多,20％左右的患者有肾病综合征的表现。

### 3. 高血压

高血压是比较晚期的症状,出现在有蛋白尿时间较长的患者。初期仅于运动后血压增高,有持续性蛋白尿时,血压多持续增高,往往舒张压和收缩压均增高。高血压的出现加速了糖尿病性肾病患者肾功能的恶化。

### 4. 肾功能衰竭

早期,适应排糖的需要,肾小球滤过率增加,血中尿素氮和肌酐的水平正常,在出现持续性蛋白尿后,肌酐清除率约以每月下降 1 ml 的速度逐渐降低,血尿素氮和肌酐浓度增高,出现肾功能不全的临床表现,并在数年之内发展到终末期肾功能衰竭。

此外,糖尿病性肾病常伴有多种并发症,心力衰竭与膀胱炎等并发症常影响肾功能,酮症酸中毒和高渗性昏迷伴循环衰竭时,还可发生急性肾功能衰竭。

## 诊断

- 有糖尿病史且未能得到有效控制的糖尿病患者。
- 空腹血糖升高或葡萄糖耐量试验异常。
- 具有肾炎或肾病综合征的临床表现,伴高血压,肾小球滤过率降低。
- 伴糖尿病眼底改变。
- 尿微量白蛋白,尿白蛋白排泄率(UAE)＞30 mg/dl。
- 肾活检有助于早期诊断。

## 中医辨证论治

根据糖尿病性肾病的临床表现,属于中医学的"消渴"、"水肿"、"眩晕"、"虚劳"等范畴。本病的形成多由先天禀赋不足,五脏虚弱,尤其是肾脏素虚是本病发生的基础,长期的过度的精神刺激,气郁化火,灼津伤液,长期的过食肥甘厚味、辛辣刺激食物,积于胃中酿生内热,消谷伤津耗液,病位在肺、脾、肾,以肾为主。本病的病理性质,以燥热内生、水湿潴留、湿浊内蕴为标实,以气阴两虚、精气亏耗、阴阳两虚为本虚,总属本虚标实证,临床多虚实并见。一般初期以燥热为主,热灼阴燥伤津可致阴虚,病久,燥热之势渐退,精气俱损、肝肾两伤,病情迁延反复,由阴及气,出现气阴两虚的证候,甚者由阴及阳,出现阴阳两虚的证候。终至正衰邪实,阴竭阳亡。

1. 阴虚内热证

主症:烦渴多饮,消谷善饥,口干舌燥,尿频量多,尿色浊黄,身体渐瘦,舌红,苔黄,脉洪数。

治拟:滋阴清热治宜。

方药:白虎汤合人参汤加减。

用药:生石膏,知母,人参,生甘草,怀山药,天花粉,沙参,黄连,麦门冬。

随症加减:口渴多饮者,加生地黄、石斛;口鼻干燥者,加桑白皮。

2. 气阴两虚证

主症:面色无华,神疲乏力,形体消瘦,腰膝酸软,心悸气短,口渴欲饮,尿频尿多,舌尖红,苔白,脉细数无力。

治拟:滋阴清热、健脾益气治宜。

方药:生脉散合玉女煎加减。

用药:人参(另煎),麦门冬,怀山药,黄芪,牡丹皮,赤芍,竹叶。

随症加减:口渴欲饮者,加玉竹、山茱萸;大便干者,加火麻仁、大黄。

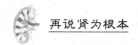

3. 肝肾阴虚证

主症:头晕耳鸣,腰膝酸软,多梦遗精,尿频尿多,浊如脂膏,视物昏朦,舌红少苔,脉细弦数。

治拟:养阴润燥、滋补肝肾治宜。

方药:六味地黄丸加减。

用药:熟地黄,山茱萸,怀山药,牡丹皮,茯苓,知母,当归,白芍。

随症加减:腰膝酸软、头晕目眩者,加菊花、枸杞子;咽干不适者,加麦门冬、生地。

4. 阴阳两虚证

主症:面黑憔悴,耳轮干枯,咽干舌燥,腰膝酸软,阳痿或阳强,畏寒肢冷或五心烦热,尿频失禁或尿量短少,下肢水肿,舌质淡暗,苔白而干,脉沉细无力,或伴恶心呕吐。

治拟:滋肾固精、温补肾阳治宜。

方药:金匮肾气丸加减。

用药:附子片,肉桂,熟地黄,怀山药,山茱萸,牡丹皮,泽泻,茯苓,桑螵蛸,覆盆子,赤芍,红花。

随症加减:阳痿早泄者,加仙灵脾、金樱子;五心烦热咽干舌燥者,去附片、肉桂,加黄柏、知母。

5. 阳虚水泛证

主症:全身不同程度水肿,腰际下为主,甚至腹部肿大,胸闷气促,腰膝酸困,四肢不温,神疲怯寒,小便短少,腹胀纳差,舌质淡胖,苔白或腻,脉沉细无力。

治拟:化气行水、温肾健脾治宜。

方药:真武汤加减。

用药:附子,白术,茯苓,生姜,白芍,仙灵脾,川楝子,益母草,丹参,怀山药,芡实。

随症加减：水肿甚者，加附子、干姜；尿少不利者，加车前子、猪苓；恶心呕吐者，加竹茹、半夏。

## 病案

番某，男，72岁，浙江嵊州人

患得糖尿病史 15 余年。3 年前发现双下肢凹陷性水肿，自行间断服药从未正规施治。近期症状加重，遂来我处诊治。血检：血肌酐 272 $\mu$mol/L，尿素氮 18.83 mmol/L，随机血糖 30.42 mg/dl。尿检：隐血（＋），尿蛋白（＋＋＋＋），红细胞（＋），血压 160/110 mmHg。症见双下肢按之没指，尿少便溏，乏力困重，少气懒言，腹胀腹肿，舌质胖大，苔白而滑，脉沉细无力。

证属：脾肾两虚，气机不畅。

治拟：温肾健脾、行气利水治宜。

方用：真武汤、五苓散消渴方加减。

用药：大腹皮，茯苓，芍药，猪苓，泽泻，白术，生姜，黄连，藕节，黄芪，桂枝，桑白皮，陈皮。处方 7 帖。

服药 7 剂后水肿消失，尿量增多，腹胀减轻，自感精神好转，食欲有增。再方 15 帖，原方加红藤、败酱草、忍冬藤、虎杖。患者症状进一步好转。追方 15 帖后并检：血肌酐降至 130 $\mu$mol/L，随机血糖 13.25 mg/dl，水肿消失，尿蛋白（±）。现仍在继续治疗中。

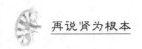

# 高尿酸血症肾病(痛风性肾病)

高尿酸血症肾病是由高尿酸血症及高尿酸性尿症导致肾脏内酸盐微结晶沉淀,引起间质炎性反应,肾小管阻塞及肾单位丧失性疾病。高尿酸性肾病可分为急性高尿酸血症性高尿酸性肾病及慢性高尿酸血症性高尿酸性肾病两种,前者常由肿瘤及白血病化疗后引起,临床上主要表现为急性肾功能衰竭;后者则为原发性高尿酸血症所致,也称痛风性肾病。本章只讨论痛风性肾病。

## 病因

本病的发生多与个人的饮食结构有关。既往认为本病在我国少见,近年来随着我国经济的发展,居民的饮食结构发生变化,蛋白质及高嘌呤含量食物的摄入量明显增加,本病在我国的发病率有增多的趋势。

尿酸是嘌呤代谢的终末产物,正常情况下人体合成的尿酸 2/3 由肾脏排泄。嘌呤代谢紊乱或者尿酸排泄障碍可引起高尿酸血症,当尿酸酸碱度(pH)<5.5 及体内脱水可引起尿酸沉积在肾髓质,引起间质性肾炎,也可在远端肾小管及集合管形成结晶阻塞尿道。

中医学认为本病是由于素体虚弱,卫外不固,复感外邪,内外相因,风寒湿热留驻关节所致。

## 临床表现

本病多见于中老年患者,85%患者均在 30 岁以后发病,男性多见,女性少见,

4%～5%患者有家族遗传史。病史绵长,早期可无任何临床表现或仅有轻微腰痛及轻微蛋白尿,随后由于尿酸结晶沉淀于肾间质——肾小管,使肾小管功能受损,尿浓缩稀释功能障碍为肾受累的最早指征。晚期肾病变累及肾小球而出现慢性肾功能不全。终末期呈尿毒症的临床表现,17%～25%患者死于尿毒症。但若能早期诊断并给予恰当的治疗,肾脏病变可减轻或停止发展,因此早期诊断及治疗有着重要意义。

肾外表现:主要是痛风性关节炎和痛风石。前者多侵犯第1跖趾关节,常夜间发作。痛风石见于关节附近或耳郭皮下。

## 诊断

典型患者根据痛风的临床表现,结合血尿酸增高$>357\ \mu mol/L$,尿酸排出增加($>1.0\ g/d$),诊断并不困难。但要注意与慢性肾功能衰竭所致的继发性高尿酸血症相鉴别。

## 中医辨证论治

根据痛风性肾脏损害的3个阶段,分为相应的3种证型:

初期:痰湿阻络,痹阻关节,以关节症状为主,间有蛋白尿、血尿,肾功能损害属早期。

中期:脾肾亏虚,水湿不化,可无明显胃肠道症状,关节炎时有发作,肾功能衰竭属中期。

晚期:脾肾虚衰,湿浊潴留,出现少尿、呕恶等末期尿毒症证候。

1. 痰湿阻络,痹阻关节

主症:关节疼痛,痛有定处,局部有灼热红肿,且有蛋白尿、血尿,轻度水肿,困倦乏力,舌质淡红或暗红,有瘀点,脉弦数。

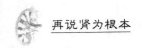

治拟:祛瘀通络、健脾除湿治宜。

方药:桃红四物汤合三妙丸加减。

用药:桃仁,红花,黄芪,当归,熟地黄,白芍,川芎,苍术,黄柏,牛膝,益母草。

随症加减:关节肿痛者,加羌活、威灵仙、秦艽、鬼箭羽、海风藤、络石藤;寒痛者,加乳香、没药、大乌头、蚕砂;发热者,加石膏、知母、金银花、生地黄、连翘;血尿者,加白茅根、侧柏叶、生蒲黄、仙鹤草。此外,关节炎急性期可用玉露膏掺红灵丹外敷,慢性期用回阳玉龙膏或红灵酒外擦。

### 2. 脾肾亏虚,水湿不化

主症:面色淡黄,神疲乏力,腰膝酸软,遗尿清长,颜面或下肢水肿,舌质淡胖,苔白腻或白滑,脉沉缓,当出现痛风发作,小便灼热刺痛,腰腹绞痛等症状时,可有寒热起伏,口苦咽干,尿少色黄,舌质暗红、舌黄腻,脉细数。

治拟:温补脾肾、化气利水治宜。

方药:六味地黄丸合参苓白术散。

用药:生地黄,熟地黄,怀山药,山萸肉,茯苓,牡丹皮,泽泻,附子,桂枝,牛膝,车前子,人参,白术,桔梗,莲子肉,砂仁,薏苡仁,甘草。

随症加减:下焦湿热者,加瞿麦、萹蓄、蒲公英、紫花地丁、白茅根、小蓟根;肾结石者,加金钱草、石韦、海金沙、滑石;关节肿痛者,加祛湿通络药物。

### 3. 脾肾虚衰,湿浊潴留

主症:畏寒肢冷,恶心呕吐,得食更甚,口中尿味,胸闷腹胀,大便溏或秘结,心悸乏喘,神情淡漠或烦躁不安,抽搐痉挛,神志不清,齿衄、鼻衄或呕血便血,皮肤瘙痒,尿少面浮,面色㿠白或晦暗,舌淡胖,甚至如玉石、苔白腻或浊腻,脉沉弦。

治拟:通腑泄浊、扶正固脱治宜。

方药:温肾解毒汤加减。

用药:紫苏,党参,白术,炮附子,半夏,黄连,生大黄,丹参,六月雪,砂仁,生姜,薏苡仁根;或同时进行中药灌肠,药用生大黄、生牡蛎、益母草、皂角刺、熟附子,煎

104

汤灌肠每日1次,待呕逆、腹胀等消化道症状改善后适当加用温阳扶正、补肾益气药物。

## 病案

沈某,男,43岁,杭州市人

3年前一次酒宴后,突觉拇趾关节处红肿热痛,入当地医院诊断为高尿酸血症,即痛风。并予秋水碱以及别嘌呤治疗。病情缓解不到半年就再度复发,仍用上述两药予以控制,但此后发作频繁,几乎二三个月就会发作一二次,且原有药物几乎不起效果,而且因痛风而损及肾脏,除血尿酸一直在650 $\mu$mol/L 左右,还出现了尿蛋白(＋＋～＋),隐血(＋＋),并感腰酸乏力,偶见头晕,血压 140/92 mmHg。后打听我处用中草药治疗本症效显,遂前来就诊。

证属:"湿热痹"痛风性肾损害。

治拟:清利湿热、益肾蠲痹治宜。

用药:桑寄生,豨莶草,鸡血藤,虎杖,葛根,红藤,车前子,忍冬藤,羊角风,石见穿,龙梗。

服药7帖后,自感关节各部灵活了许多。现仍在继续治疗中。

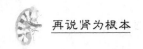

# 过敏性紫癜性肾炎

过敏性紫癜是全身性以小血管损害为主要病理基础,临床以皮肤紫癜、出血性胃肠炎、关节炎及肾损害为特点的综合征。由于过敏性紫癜患者约 1/3 以上出现肾损害,其预后主要取决于肾病变的严重程度,因此将过敏性紫癜所引起的肾损害称为过敏性紫癜性肾炎。

本病常发生于 10 岁以下儿童,成年人(20 岁以下)中少见。好发生于寒冷季节。约 1/3 患者有细菌、病毒等先驱感染史,但未能证明与链球菌感染的肯定关系。约 1/4 患者与鱼、虾类过敏或预防注射、药物有关。大多数患者呈良性、自限性过程,多数于数周内痊愈。但也有反复发作或迁延数月、数年者,约 50％患者病程反复发作。

## 病因

过敏性紫癜性肾炎是过敏性紫癜的继发病变,而过敏性紫癜的病因尚未明确,可能与感染和变态反应有关。部分病例起病前有感染,最常见的是上呼吸道感染(非特异性或链球菌感染),其他如衣原体、水痘和寄生虫等。许多病例病前有药物(抗生素、碘胺、异烟肼、水杨酸盐、巴比妥及碘化物)或食物(乳类、鱼、虾、蟹及蛤等)过敏。目前认为是一种免疫复合物病。免疫球蛋白 A(IgA)在发病中起重要作用。急性期患者血清 IgA 显著增高,IgA 之间具亲和性可产生高分子量聚合体,90％以上病例出现肾小球和皮肤小血管壁 IgA 免疫荧光阳性。患者急性期血清因子活性低下和肾小球存在纤维蛋白(原),提示凝血机制参与本病发病。

## 临床表现

### 1. 肾外症状

（1）皮疹，出血性和对称性分布。皮疹初起时为红色斑点状，压之可消失，以后逐渐变为紫红色出血性皮疹，稍隆起于皮表。皮疹常对称性分布于双下肢，以踝、膝关节周围多见，可见于臀部及上肢。皮疹消退时可转变为黄棕色。大多数皮疹可有1～2次至多3次反复，个别可连续发作达数月甚至数年。

（2）关节症状，多数以游走性多发性关节痛为特征。常见受累关节是膝、踝和手。症状多于数日内消退，不遗留关节变形。

（3）胃肠道症状，最常见为腹痛，以脐周和下腹为主，阵发性绞痛。可伴有恶心呕吐及血便，偶见吐血。在儿童有时可并发肠套叠、肠梗阻和肠穿孔。其他症状，如淋巴结肿大，肝脾肿大，少数有肺出血所致咯血，肾炎所致高血压脑病或脑紫癜性病变所致抽搐、瘫痪和昏迷。

### 2. 肾脏主证

多见于出疹后4～8周内，少数为数月之后。个别见于出疹之前或出疹后2年。最常见表现为孤立性血尿，国内报道有25%～50%患者表现为肉眼血尿。蛋白尿多属轻微，但也可发展成大量蛋白尿而表现为肾病综合征。少数患者可出现急性肾功能恶化。部分患者可有高血压和水肿。

过敏性紫癜性肾炎的诊断主要依据是出血性皮疹和肾损害；典型皮疹有助于本病诊断，皮疹稀疏或出现肾脏症状而皮疹已消退者应详细追问病史（包括关节、胃肠道症状）和皮疹形态。对出现典型肾脏症状，如水肿、高血压、血尿、蛋白尿、肾病综合征和肾功能不全者，诊断较容易；对轻微尿改变者，国内一般以尿蛋白定性（＋）和尿红细胞超过5个/高倍镜，或2～3个/高倍镜作为诊断标准。急性期毛细血管脆性试验阳性，而血小板计数和功能试验正常，对本病诊断有一定参考意义。皮肤活检有助于同IgA肾病外的肾炎作鉴别。

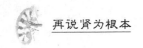

## 诊断

1. 过敏性紫癜的诊断

（1）可触性紫癜。

（2）首次发病年龄小于 20 岁。

（3）急性弥漫性腹痛。

（4）组织切片显示小静脉和小动脉周围有中性粒细胞浸润。

4 项中符合 2 项或以上，可诊断为过敏性紫癜。

2. 过敏性紫癜性肾炎的诊断

肾脏受累多发生于皮肤紫癜后 1 个月内，一般紫癜常复发，病程迁延及胃肠症状严重者肾较易受累。

症状轻重悬殊，除见皮肤、胃肠道、关节等症状外，早期大多数患者可见肉眼血尿与蛋白尿，轻者仅见镜下血尿。出现的浮肿和高血压多已发展到轻、中度。

3. 临床类型

（1）轻型：仅尿有轻微改变，血尿持续时间较短，水肿、高血压不明显。

（2）急性肾炎综合征：与链球菌感染后肾炎相似，轻度血尿、水肿、高血压，补体多数正常，紫癜消退后尿变化恢复正常。

（3）肾病综合征：有明显水肿，大量蛋白尿，或有轻度血尿，激素治疗效果不如原发性肾病综合征。

（4）急进性肾小球肾炎：起病急，血尿明显，早期即有高度水肿，少尿或无尿，常于 3 个月内发展至肾功能衰竭而死亡。

（5）慢性肾炎：紫癜常反复，病程迁延，最终发展为慢性肾功能不全。

4. 肾组织活检

常见局灶性系膜增生病变，严重弥漫增殖和新月体形成，免疫荧光检查系膜区

IgA 颗粒样沉着为特征。

### 5. 实验室检查

(1) 尿检见血尿和(或)蛋白尿,多呈低选择性。

(2) 血补体 3(C3)、血补体 4(C4)均正常。

(3) 血免疫球蛋白 C(IgC)、免疫球蛋白 M(IgM)正常,早期部分患者免疫球蛋白 A(IgA)增高。

(4) 部分患者免疫复合物阳性。

## 中医辨证论治

过敏性紫癜性肾炎的中医治疗当依据病情发展的不同阶段而采取不同的辨证论治原则。早期,风邪袭表,邪热内蕴,病在卫分、营分,应以祛风宣透为主,兼以清营凉血,使邪从表散;中期,营热炽盛,迫血妄行,应以凉血解毒或凉血化斑为主,佐以清气透表;后期,肾阴亏虚,阴虚火旺,当重在养阴清热,佐以凉血化瘀,若病情日久反复不愈,损及脾气,气不摄血者又当益气摄血为主,佐以养血活血。气虚日久、累及阳虚、水湿停滞者,治以温补脾肾,化气行水。少数患者病久,水湿潴留,浊邪上犯,脾肾阳衰,治当温阳散寒,通腑涤浊。临证常分以下 7 型论治。

### 1. 风邪袭表,邪热内蕴证

主症:突然起病,四肢甚则少腹部及臀部出现红色斑点,自觉经常瘙痒,继之斑点转为紫色,兼有腹痛或关节疼痛,尿赤,舌质淡红或略红,苔白或薄黄,脉浮滑有力。

治拟:散风祛邪、清营凉血治宜。

方药:大连翘饮合清营汤加减。

用药:浮萍,柴胡,蝉蜕,水牛角,金银花,竹叶心,鲜茅根,连翘,紫草,牡丹皮,生地黄,小蓟。

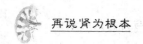

随症加减:皮肤瘙痒重者,加防风、黄芩;腹痛重者,加白芍、甘草;尿血重者,加地榆。

2. 里热炽盛,血热妄行证

主症:紫癜反复不愈,以四肢远端、少腹部及臀部为著,分布较密,此起彼伏,退后骤起,尿涩赤,或暗红,舌红或略暗,脉滑数。

治拟:清热解毒、凉血化斑,佐以利尿治宜。

方药:清营汤合犀角地黄汤加减。

用药:水牛角,生地黄,牡丹皮,赤芍,连翘,丹参,鲜茅根,败酱草,小蓟,车前子,地榆。

随症加减:皮肤瘙痒者,加白鲜皮、黄芩、防风;血尿重者,加蒲黄炭、小蓟、三七粉。

3. 热灼津液,瘀血内阻证

主症:皮肤紫癜,成批出现,此起彼伏,色紫暗,以四肢伸侧、足背为稠密;白睛有紫红色血络,眼睑灰暗,腹痛夜重,口干,但欲漱水不欲咽,便血、尿血;舌质暗红,舌下青筋紫暗,舌苔薄黄,脉涩或弦数。

治拟:滋阴凉血、活血化瘀,佐以解毒治宜。

方药:犀角地黄汤合桃红四物汤加减。

用药:水牛角,生地黄,牡丹皮,赤芍,桃仁,红花,阿胶,玄参,当归,川芎,蒲公英,连翘,小蓟,白茅根。

随症加减:热重者,加石膏、知母;有荨麻疹者,加防风、黄芩;阴虚重,加龟板、鳖甲。

4. 肾阴亏虚,阴虚火旺证

主症:皮肤紫斑,色红或紫红,以下肢、少腹为主,纳谷不香,伴头昏,腰膝酸软,五心烦热,或潮热,盗汗,舌红少苔,脉细数。

治拟：滋阴补肾、清热凉血治宜。

方药：知柏地黄丸合茜根散加减。

用药：知母，黄柏，生地黄，山萸肉，牡丹皮，茜草根，侧柏叶，黄芩，阿胶，甘草。

随症加减：阴虚甚者，加龟板、鳖甲、墨旱莲、女贞子；血热甚者，加紫草、赤芍；尿血重者，加地榆、白茅根、仙鹤草。

5. 脾气亏虚，气不摄血证

主症：四肢皮肤见散在紫斑，斑色暗淡，时起时消，劳则加重，心悸气短，尿赤尿血，头昏、倦怠乏力，纳呆，面色萎黄，舌质淡，苔白，脉弱。

治拟：健脾养血、益气摄血治宜。

方药：归脾汤合黄芪建中汤加减。

用药：人参，白术，黄芪，当归，酸枣仁，远志，炙甘草，桂枝，白芍，地榆，大枣。

随症加减：尿血重者，加仙鹤草、槐花；气虚重者，重用人参、黄芪。

6. 阳虚失运，水湿停滞证

主症：紫癜消退，面色㿠白，神倦乏力，周身水肿，腰膝酸软，畏寒肢冷，纳呆，尿少便溏，舌质淡，苔薄白，脉沉缓无力。

治拟：温阳健脾、化气行水治宜。

方药：真武汤合补中益气汤加减。

用药：制附子，党参，黄芪，白术，茯苓，怀山药，大腹皮，陈皮，当归，干姜。

随症加减：尿蛋白较多者，加菟丝子、山萸肉、桑螵蛸、金樱子；血清蛋白低者，加紫河车、鹿角胶。

7. 脾肾阳衰，浊邪上逆证

主症：紫癜已退，但面色晦滞，精神委靡，嗜睡，气短懒言，脘腹胀闷，纳呆食少，畏寒肢冷，腰膝酸痛，恶心呕吐，皮肤干燥瘙痒，水肿，泻泄或大便不爽，尿少或尿闭，舌质淡胖，苔白，脉沉细弱。

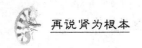

治拟:温阳散寒、通腑泻浊治宜。

方药:真武汤合大黄附子细辛汤加减。

用药:制附子,干姜,白芍,白术,黄芪,大黄,茯苓,杜仲,牛膝,半夏。

随症加减:大便次数多者,大黄可改制用,以缓其泻下之力;水肿甚者,加桂枝、猪苓;纳呆者,加鸡内金、砂仁。

## 病案

唐某,女,21岁,江苏海门人

2011年10月,患者与同学在路边小店食用小龙虾,次日发现四肢皮肤瘙痒,继而出现针尖样红疹,随后伴脐周下小腹部疼痛,并伴关节痛。一周后伴肉眼血尿,检尿常规:尿蛋白(++),隐血(++++),红细胞95 μL,余项尚可。被当地医院诊断为过敏性紫癜性肾炎,遂用泼尼松(强的松)30 mg/dl。一个月后症状有所减轻,但各项相关检查均呈阳性。后转之我处施治。症见四肢皮肤散在紫斑,斑色暗淡,时起时消,心悸气短,劳则益甚,尿赤尿血,头昏乏力,倦怠纳呆,面色萎黄,舌质淡,苔白,脉弱。

证属:脾肾两虚,肾气不足。

方药:郭氏疏导内消汤合归脾汤加减。

用药:党参,白术,茯苓,黄芪,当归,远志,酸枣仁,槐花,瞿麦,萹蓄,地榆,芍药,生姜,炙甘草,大枣。

服药1个月,诸症全消。相关检查均为阴性,自感无任何不适。

继续巩固治疗2个月。迄今年余未见复发。

# 结石性肾病

尿石症为泌尿系统常见病之一,是泌尿系统各部位结石的总称。尿路在任何部位由于某种原因形成了结石,均可以概括地称为尿石症,包括肾、输尿管、膀胱和尿道的结石,其中尤以肾、输尿管结石最常见。

## 病因

随着人民生活水平的提高,食物由单纯谷类转向动物蛋白,因而尿路结石也由建国前的以下尿路结石(膀胱、尿道结石)为主转而以上尿路结石(肾、输尿管结石)为主。特别是在我国南方各省,肾、输尿管结石为泌尿外科首位常见病。

本病属中医学的"石淋"、"砂淋"、"血淋"、"腰痛"等范畴。关于尿石形成的原因与发病机制,与淋证一样,历代医家均赞成"肾虚而膀胱热"这一提法。肾虚则膀胱气化不利,为结石形成的内在因素,膀胱蕴热则尿受煎熬,日久便会形成结石。所谓"石淋者,水为热乘,如汤瓶久在水中底会结白碱",便是这一过程的比喻。在结石的形成与发展过程中,气滞血瘀亦起重要作用。气滞则气道不行,血瘀则血路不通,均可促使结石形成;而结石久滞难排,阻塞水道,亦每可导致结石所在部位的气血瘀滞。总之,结石的形成,肾虚是其基础,邪热是其条件,气滞血瘀是其促成因素及发展后果。

## 临床表现

尿路结石以 20～40 岁为最多,男性多于女性。尿石多数原发于肾和膀胱,肾结石占有重要位置,输尿管结石 90％以上均来自肾脏。结石有大有小,可单个或

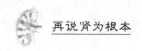

多个,可见于一侧,亦可见两侧并存。

肾和输尿管结石的主要表现是与活动有关的血尿和疼痛。其程度与结石部位、大小、活动与否及有无并发症及其程度等因素有关。结石越小症状越明显。肾盂内大结石及肾盏结石可无明显临床症状,仅表现为活动后镜下血尿。若结石引起肾盏颈部梗阻,或肾盂结石移动不大时,可引起上腹或腰部钝痛。结石引起肾盂输尿管连接处或输尿管完全性梗阻时,出现肾绞痛。疼痛剧烈难忍,为阵发性,患者辗转不安,大汗,恶心呕吐。疼痛部位及放射范围根据结石梗阻部位而有所不同。肾盂输尿管连接处或上段输尿管梗阻时,疼痛位于腰部或上腹部,并沿输尿管行径,放射至同侧睾丸或阴唇和大腿内侧。当输尿管中段梗阻时,疼痛放射至中下腹部,右侧极易与急性阑尾炎混淆。结石位于输尿管膀胱壁段或输尿管口处,常伴有膀胱刺激症状及尿道和阴茎头部放射痛。

根据结石对黏膜损伤程度的不同,可表现为肉眼或镜下血尿。以后者更为常见。有时活动后镜下血尿是上尿路结石的唯一临床表现。

结石伴感染时,可有尿频、尿痛等症状。继发急性肾盂肾炎或肾积脓时,可有发热、畏寒、寒战等全身症状。

双侧上尿路结石引起双侧完全性梗阻或独肾上尿路结石完全性梗阻时,可导致无尿。

有时感染症状为尿路结石的唯一表现。特别是儿童上尿路结石,大多数表现为尿路感染,值得注意。

主要的检查方法:

(1) X线检查:应当行腹部 X 线平片及静脉肾盂造影。

(2) B超检查:主要目的探测输尿管有否梗阻及了解结石的大小形态。

(3) 结石分析:如能通过手术或者是自行排出结石,了解结石的性质,以便于治疗。

## 诊断

### 1. 病史

与活动有关的血尿和疼痛,应考虑为上尿路结石。

### 2. 实验室检查

尿常规检查：镜下血尿，伴感染时有脓尿。运动前后尿常规检查，若运动后尿中红细胞多于运动前，有诊断意义。有时可发现晶体尿。

尿细菌培养：酌情测定血钙、磷、肌酐、碱性磷酸酶、尿酸和蛋白以及 24 h 尿的尿钙、尿酸、肌酐、草酸含量；了解代谢状态，应判明有无内分泌紊乱，是否存在高血钙、高血尿酸、低血磷、高尿钙、高尿酸等。

### 3. 影像学诊断

泌尿系 X 线平片；排泄性尿路造影；B 型超声检查；CT 能发现平片不显示的结石。

### 4. 输尿管肾镜检查

## 中医辨证论治

### 1. 湿热蕴结型

主症：小便短赤，灼热刺痛，不畅，尿色黄赤，腰腹疼痛，痛连少腹，或有寒热，口干呕恶，或腰痛如刀割样，伴有血尿，舌红苔黄腻，脉滑数，多见于结石伴感染者。

治拟：清热利湿、通淋排石治宜。

方药：八正散合石韦散加减。

用药：萹蓄，瞿麦，通草，车前子（包煎），金钱草，海金沙（包煎），石韦，大黄（后下），山栀子，甘草梢。

随症加减：若发热、畏寒者，加金银花、蒲公英，以清热解毒；少腹胀坠者，加木香、乌药，以理气行滞；尿中有细砂排出，疼痛剧烈者，加滑石（包煎）、王不留行子、炮山甲，以加强利尿排石之功；加白芍，可缓解疼痛。

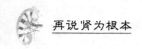

**2. 气滞血瘀型**

主症:小便急迫,排尿不畅,少腹胀坠,或结石嵌顿造成尿路局部充血、水肿,炎症粘连,肾积水,腰痛固定如刺,尿色深红或挟有血块,舌暗红或瘀斑,脉涩。多见于结石粘连伴肾积水者。

治拟:理气行滞、化瘀排石治宜。

方药:沉香散合血府逐瘀汤加减。

用药:沉香,陈皮,当归,冬葵子,桃仁,赤芍,石韦,滑石(包煎),王不留行子,小蓟,蒲黄(包煎),红花,生地黄。

随症加减:气虚者,加党参、北芪,以补气行滞;血尿多而痛甚者,加参三七粉、琥珀末、莪术,以化瘀排石而止血;肾积水明显者,加茯苓、泽泻、车前子,以加强利尿。

**3. 脾肾气虚型**

主症:病程日久,小便不甚赤涩,但排尿不爽,腰酸隐痛,时作时止,遇劳则发,或尿中细砂排出,神疲乏力,舌质淡,脉细弱,多见于结石活动间歇发作。

治拟:健脾益肾、补气消石治宜。

方药:无比山药丸加减。

用药:怀山药,党参,白茯苓,泽泻,熟地黄,山萸肉,菟丝子,杜仲,牛膝,冬葵子,金钱草。

随症加减:若腰酸明显者,加枸杞子、巴戟天,或肾特康4片,每日3次,以补肾壮腰;乏力纳差者,加白术、生鸡内金,以补气运脾,兼能消石。

**4. 肾阳(阴)不足型**

主症:腰部酸痛,头晕耳鸣,伴五心烦热,口干咽燥,小便灼热,舌红少苔,脉细数,或伴畏寒肢冷,面色苍白,舌淡苔白脉沉细。多见于结石静止期。

治拟:肾阴不足用滋阴降火,补肾排石;肾阳不足用温阳化气,补肾排石。

方药1:肾阴不足者,用知柏地黄丸加味。

用药 1：生地黄，山萸肉，怀山药，知母，川柏，牡丹皮，泽泻，茯苓，女贞子，墨旱莲，海金沙（包煎），琥珀末（冲服）。

方药 2：肾阳不足者，用济生肾气丸加减。

用药 2：附子（先煎），桂枝，熟地黄，怀山药，山萸肉，白茯苓，牡丹皮，泽泻，菟丝子，怀牛膝，车前子（包煎）。

随症加减：伴血尿者，加小蓟、白茅根，以凉血止血；若尿少不畅者，加猪苓、金钱草，以利尿排石。

## 病案

朱某，男，41 岁，浙江开化县人，农民

患者长期生活于山区，饮用水均为当地山水，由于水质富含石灰岩，因此当地患肾结石病人较多。2012 年 3 月，患者突希觉得左侧腰部绞痛，疼痛向腹沟两侧呈放射样痛并伴呕恶。当 B 超及 X 线检查，明确诊断为双肾多发性结石，左肾积水。结石最大者 0.8×0.3 cm，积水 1.2 cm。遂来我处治疗。主述：小便急迫，少腹胀坚，腰间刺痛，尿急深红，舌暗红，脉涩。结合各项检查，诊为肾结石伴积水。

证属：气滞血瘀。

治拟：理气行滞、化瘀排石治宜。

方药：沉香散合石韦散加减。

用药：沉香，陈皮，冬葵子，桃仁，赤芍，石韦，大小蓟，王不留子，浦黄，红花，当归，生地黄，石决明，党参，黄芪，茯苓，泽泻，车前子。

本方连服 3 个月。第一个月检查：积水结石均已消失。第二、三个月为巩固治疗，并嘱禁用当地生水，忌食辛辣与草酸类食物。迄今近 1 年未见再发。告临床治疗。

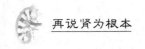

# 狼疮性肾炎

系统性红斑狼疮(SLE)是一种侵犯全身结缔组织的自身免疫性疾病,病变常累及多系统多脏器。其临床特征主要有:

- 不明原因的长期发热
- 多发性关节痛
- 皮肤损害
- 多系统、多器官损害
- 有自发的缓解或加重倾向
- 激素和细胞毒性药物治疗常有效
- 血 γ 球蛋白增高
- 血沉加快
- ANA 可作为筛选试验

系统性红斑狼疮是一种常见病。美国统计资料显示,本病的发病率为 50/10 万,在我国约占人口的 0.7‰。本病女性发病率较男性为高,且以年轻女性为主。SLE 凡有肾损害时,即为狼疮性肾炎(LN)。一般认为,在确诊的 SLE 中,约 70% 已有明显的肾损害。如果 SLE 患者做肾活检,用光镜检查,其肾损害达 90%;如果加上免疫荧光及电镜检查,差不多全部患者都有肾小球损害。有些患者以肾外表现为主,而仅有轻度肾损害,这种患者发生肾衰竭较少;另一些患者则以肾损害为主要外在表现,如表现为肾病综合征,肾外表现不明显,易误诊为原发性肾小球疾病。

狼疮性肾炎是系统性红斑狼疮最常见的内脏损害,肾脏病变的严重程度直接影响 SLE 的预后。

## 病因

系统性红斑狼疮的发病机制尚不甚明了。大多数患者可能是由于在某些环境因素的作用下,同时具有一定的遗传性的人群发生了异常的免疫应答,持续产生一种或多种致病性自身抗体和免疫复合物,最终导致了本病的发生。目前公认狼疮性肾炎是一种免疫复合物介导性肾炎。

中医并无狼疮性肾炎之病名。根据其临床表现,本病当归于"水肿"、"腰痛"、"日晒疮"、"阴阳毒"、"温毒发斑"、"虚劳"、"眩晕心悸"等范畴。中医学认为本病多是由于先天禀赋不足,肾精亏虚或七情内伤,阴阳失调;或肾精素亏,复感邪毒,或服食毒热之品,致气血阻滞,运行不畅,邪毒久稽经络血脉所致。

## 临床表现

90%以上 SLE 见于女性,主要为青、中年女性。一般认为 30 岁以下者肾脏受累率高。临床肾脏受累者可见于 2/3 狼疮患者。大部分肾损害发生于皮疹、关节炎等全身受累之后,但约 1/4 患者以肾脏症状为首发表现。临床上肾受累表现可与肾外器官受累不平行一致,有些患者肾外表现明显,而肾受累轻;有些患者有明显的肾病综合征或肾功能损害,却无明显的系统受累。

### 1. 狼疮性肾炎的肾损害表现

约有 70%患者有不同程度的肾损害临床表现,以程度不等的蛋白尿、镜下血尿为多见,常伴有管型尿及肾功能损害。大多数患者肾损害程度轻。另一些患者临床虽有症状,却不至于发展至肾功能不全。只有少数肾损害患者,会出现肾功能衰竭。高血压常与肾功能衰竭程度一致,成为影响预后的重要因素。

(1)无症状蛋白尿和(或)血尿型:此型较常见。主要表现为轻至中度蛋白尿(<2.5 克)和(或)血尿。

（2）急性肾炎综合征型：较少见，临床表现酷似链球菌感染后的急性肾炎。

（3）急进性肾炎综合征型：较少见，在临床上酷似急进性肾小球肾炎。其特征为在 3 个月内，血肌酐值上升≥1 倍。在几周到几个月内发生尿毒症。

（4）肾病综合征型：本型常见，约占 2/3，但不一定有高脂血症。如不治疗，多数可在 2~3 年内发展至尿毒症。本型常与原发性肾病综合征相混淆，值得注意。

（5）慢性肾炎综合征型：表现为持续蛋白尿、血尿、管型尿和不同程度的水肿、高血压、贫血及肾功能不全。病程漫长，迁延不愈，进而发生尿毒症。

（6）少数患者可表现为慢性小管、间质性肾炎样的临床表现，即患者有尿比重和（或）渗透压降低，夜尿，高或低钾血症等电解质紊乱的临床表现。

狼疮性肾炎的终末期，可发生尿毒症，此时患者的临床活动表现（包括血清学检查）可消失或变得不典型。


## 2. 狼疮性肾炎的全身表现

狼疮性肾炎的全身表现以不明原因的发热、关节炎及皮肤黏膜损害最为常见。伴随受累的系统有肝脏、心脏、中枢神经系统及造血器官，1/3 以上患者有多发性浆膜炎（胸膜及心包膜）等。

（1）一般症状：多数患者表现全身乏力，体重下降，90％患者有发热，部分可超过 39 ℃。

（2）皮肤、黏膜损害：多数患者于皮肤暴露处有皮肤损害，约半数患者出现面部蝶形红斑，或脱发。部分患者可见荨麻疹、盘状红斑、手掌、指、指甲周红斑、紫癜等。有些患者有口腔溃疡。其中脱发为 SLE 活动的主要指标。

（3）关节和肌肉：90％的患者有关节痛，常见于四肢小关节。约 30％患者有肌痛。长期大量不规则使用激素可导致一些患者发生无菌性股骨头坏死。

（4）心血管：部分患者可发生心包炎，一般为短暂而轻度，少数患者可发生心肌炎的表现。约 1/4 患者可出现雷诺现象。

（5）肺和胸膜：部分患者可有胸膜炎或狼疮性肺炎。但临床上常见 SLE 并发感染而引起肺炎，而并非狼疮性肺炎，应予注意。

（6）血液系统：①红细胞：50%～75%患者呈正色素正细胞性贫血。②白细胞：60%的患者白细胞数<4.5×10⁹/L，特别是淋巴下降更为明显。③血小板：一般为轻度降低，少数可严重减少，约50%患者有淋巴结肿大。

（7）胃肠道：可有腹痛，可能与血管炎引起的腹腔脏器病变有关。肝、脾肿大分别见于30%、20%的患者。少数患者可有腹水。

（8）神经系统：临床表现复杂多样，轻重不一。常表现精神异常，如抑郁、精神错乱等，注意与激素引起的精神异常相鉴别。最引人注意的是癫痫（15%～50%），偶见偏头痛、外周神经炎等。

## 诊断

1. 系统性红斑狼疮的诊断标准
- 蝶形红斑
- 盘状红斑
- 光过敏
- 口腔溃疡
- 关节炎
- 浆膜炎
- 肾损害
- 免疫学异常

抗dsDNA抗体阳性，抗sm抗体阳性，梅毒血清试验假阳性，至少持续6个月，并由苍白螺旋体制动试验或荧光螺旋体抗体吸附试验证实不是梅毒。

2. 狼疮性肾炎的诊断
- 符合系统性红斑狼疮的诊断标准
- 肾活检示局部增生或弥漫增生性肾炎、膜性肾病
- 1年后肌酐清除率下降30%

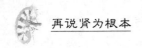

- 24 h 尿蛋白定量＞1 g
- 持续性血尿,且尿红细胞＞5 个/高倍镜
- 此外还应排除其他泌尿生殖系统疾病

## 中医辨证论治

1. 热毒炽盛型

主症:发热持续不退,或壮热口渴而喜冷饮,躁扰不安,甚则神昏谵语,面部对称性红斑,色泽鲜红或皮下红斑,关节疼痛,伴双下肢浮肿,或血尿,尿浊,腰痛,大便干结,舌质红或紫暗,苔薄黄,脉数而细(本型多见于狼疮性肾炎的急性发作期)。

治拟:清热解毒,凉血散瘀治宜。

方药:清瘟败毒饮加减。

用药:水牛角,生地黄,牡丹皮,赤芍,知母,生石膏,玄参,黄芩,黄连,山栀子。本型尚可选用犀角地黄汤合五味消毒饮加减治疗。

随症加减:若神昏谵语者,可加用安宫牛黄丸、紫雪丹等;热毒盛者,加大黄;血尿明显者,加小蓟;水肿、排尿不畅者,加白茅根、车前子(包煎)、茯苓、冬瓜皮;渴甚者,加石斛、芦根。

2. 阴虚内热型

主症:面颧潮红、发斑,腰膝酸软或疼痛,头晕目眩,低热,口干咽燥,五心烦热,潮热,盗汗,溲赤便干,舌红少苔或光剥,脉细数(本型多见于狼疮性肾炎的亚急性期或轻度活动期)。

治拟:滋阴清热治宜。

方药:知柏地黄汤加减。

用药:生地黄,山萸肉,山药,泽泻,茯苓,知母,黄柏。

随症加减:口干、心烦、舌红、颧红重者,加玄参、何首乌;伴水肿者,加党参、白茅根,茯苓;有血尿、蛋白尿者,加小蓟、益母草。

3. 肝肾阴虚型

主症:面部红斑色泽不鲜,头晕目眩,视物昏花,筋脉拘急,爪甲干枯,急躁易怒,腰膝酸软,男子遗精或女子经少、闭经或月经过多,五心烦热,潮热盗汗,失眠多梦,口干咽燥,持续低热,腹部胀满,尿短赤或混浊如脂膏,甚则见发脱齿摇;舌红少苔或光剥,脉弦细数(本症多见于狼疮性肾炎的缓解期、慢性炎症期、稳定期或部分的隐匿性肾炎期)。

治拟:滋补肝肾治宜。

方药:六味地黄汤加减。

用药:熟地黄,山萸肉,干山药,泽泻,茯苓,牡丹皮,大黄。

随症加减:水肿甚者,加白茅根、茯苓;血尿蛋白尿明显者,加小蓟、石韦、山楂、桑螵蛸。

4. 脾肾阳虚型

主症:两颧红斑色暗,面色不华,头晕目眩,畏寒肢冷,气短懒言,食少便溏,四肢乏力沉重疼痛,腰膝酸软或腰膝冷痛,小便不利,白浊日久不愈,肢体水肿,男子阳痿,女子月经不调,舌体胖边有齿痕,舌质紫暗或红,或舌质淡,苔薄白,脉沉细无力(本型多见于肾病综合征型)。

治拟:温补脾肾,淡渗利水治宜。

方药:真武汤加减。

用药:茯苓,白芍,白术,生姜,附子,牛膝,车前子(包煎)。

随症加减:伴阴虚者,加生地黄、阿胶(烊化);气虚重者,加黄芪、党参;腰痛明显者,加桑寄生、川续断。

5. 气阴两虚型

主症:神疲体倦,心悸气短,少气懒言,自汗盗汗,头晕耳鸣,口干咽燥,五心烦热,脉细数(本型多见于经标准疗程的激素治疗后,疾病基本不活动、身体较虚弱者)。

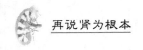 

治拟:益气滋阴。

方药:四君子汤合六味地黄汤。

用药:党参,白术,茯苓,熟地黄,山茱萸,山药,泽泻,牡丹皮,甘草。

随症加减:易感冒者,加防风、黄芪;贫血重者,加黄芪、当归。

## 病案

吴某某,女,18岁,住杭州市翠苑新村。

3年前突发水肿,少尿,后人民医院检查治疗时诊为狼疮性肾炎和肾病综合征。经泼尼松(强的松)及环磷酰胺冲击治疗后一度病情稳定,后因不慎感冒,肾病复发,至尿蛋白(++++),遂激素加量治疗后未见改善,试治于中药。初诊见类库欣综合征,满月脸,向心性肥胖,双下肢水肿较甚,颜面红斑隐现,烦躁及兴奋感,尿少,纳呆,脉细数无力,腹胀,腰酸软,DNA 阳性,舌红苔黄厚腻,尿蛋白(+++),血沉65 mm/h,低蛋白血症,总蛋白 5.9 g,白蛋白 2.7 g,球蛋白 3.2 g,24 h 蛋白3 600 mg,诊为狼疮性肾病综合征。

证属:湿热壅阻,肾阴不足。

治拟:清热化湿、利尿滋阴治宜。

药用:藤梨根,虎须,青风藤,茜草,龙梗,太子参,白茅根,泽泻,玄参,夏至草,大蓟根,益母草,茯苓,山萝卜等。

服药 15 剂后,水肿减轻,仅足踝稍有肿,胃纳转佳,尿正常。予上方随症加减化裁后,随症治疗 2 年,DNA 阴性,尿检正常,血常规正常。随访 1 年未见反复。

# 牛皮癣肾炎

牛皮癣肾炎是一组因牛皮癣合并肾病，出现以蛋白尿、血尿或者肾功能损害为主的一类病证。此病不分年龄、性别均可发病，但以青壮年居多。本病初起以皮肤病为主要症状，只有当疾病发展到一定阶段，或误治失治，或长期滥用抗皮癣药物等，才导致了肾病的发生或发展。当然也有相当一部分牛皮癣患者必然合并肾病。

## 病因

牛皮癣又名银屑病，是一种原因不明迁延易发的慢性皮肤病。本病可累及身体任何部位，但好发于头皮，躯干与四肢伸侧，常伴不同程度的瘙痒，一般夏季减轻或消失，冬季加重或复发。现代医学认为，本病可能与遗传、感染、代谢障碍、内分泌紊乱、神经精神因素或免疫异常有关。

## 临床表现

皮损是本病主要特征，分别有寻常型、脓疱型、关节炎型与红皮病型等型。而合并肾病时，则出现蛋白尿、血尿或肾功能改变。而这类肾病与皮肤病变密切相关，当皮肤症状减轻或消失，则肾病随之缓解，但也有相当一部分患者，皮肤病治愈了，而肾病始终不愈。

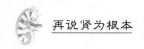

## 诊断

1. 牛皮癣的诊断标准

（1）寻常型：基本损害为红色丘疹，可融合成斑片，边缘清晰，上覆多层白色鳞屑，刮去鳞屑可见发亮的薄膜，剥去薄膜可见点状出血。皮损形态有滴状、地图状、钱币状等。

（2）脓疱型：分泛发性脓疱型和掌跖脓疱型。基本损害为针头大小浅表的无菌性脓疱，可发生在寻常型牛皮癣皮损上，也可发生在正常皮肤上，常伴有发热、关节痛和肿胀等全身症状。

（3）关节炎型：多与脓疱型银屑病并存。寻常型牛皮癣病久后，也可伴发关节病变。

（4）红皮病：皮牛癣病变受刺激或处理不当而形成，表现为全身皮肤弥漫性发红，有大量鳞屑。

2. 牛皮癣肾炎的诊断
- 符合牛皮癣的诊断标准
- 出现蛋白尿。
- 出现血尿。
- 发生肾功能改变。

## 中医辨证论治

中医认为牛皮癣肾病其本质是血瘀阻络，郁而化热所致，故治疗拟清热解毒、活血化瘀为宜，从皮肤病症情入手，佐以养阴健脾、化湿消疹。待皮癣症状逐渐消失，同时辅以培元固肾治疗。临床用此治法，每每收到可喜的效果。

## 病案

林某某,男,57 岁,浙江嘉兴人

患牛皮癣病近 10 年,家庭中四兄妹皆患本病。父亲为本病宿主。然其他兄妹只患破肤病而无肾病,唯患者本人患牛皮癣肾病,且大面积皮癣,胸背四肢弥漫性发红,尤以双下肢为甚,有大量鳞屑。曾用免疫抑制剂、皮质类固醇激素等药治疗效果不显,或皮肤病有所缓解,但肾病始终不愈。两年前来我处就诊,除皮癣症状之外,自感腰酸乏力、口干不欲饮、大便干结、五心烦热、夜寐不安、小便沫甚而混浊,舌红,少苔,脉细菌。尿检蛋白(＋＋～＋＋＋),24 h 蛋白总量 2.7 g,隐血(＋＋～＋＋＋),肾功能正常。

证属:热邪瘀阻,外浸肌肤,内袭肾络。

治拟:清化湿热、活血祛瘀治宜。

用药:银花、生葛根,紫花地丁,龙葵,紫背天葵,蒲公英,丹参,夜交藤,白鲜皮,牡丹皮,地肤子,玄参,白花蛇舌草。

处方 14 帖,令日服 2 煎,每次 150 毫升。其余药加苦参 50 克再煎成汁擦涂患处,自然晾干。半个月后,皮疹明显好转,症状随之减轻,再方 14 帖,服法及外用法同上。1 个月后,皮癣隐退,尿检蛋白(＋),隐血(＋)。

三诊处方同上,加千里光、黄柏、决明子、连翘。服药同上,并停止外用。1 个半月后皮疹已愈,尿检阴性。令巩固治疗 2 个月。迄今未见再发,告临床治愈。

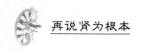

# 淀粉样变性肾病

淀粉样病变在肾即为淀粉样变性肾病。

## 病因

由浆细胞所产生的特异性糖蛋白和内皮细胞所产生的含硫多糖相结合的复合物被称为淀粉样物质。该复合物可沉积于全身各脏器,尤其在肾脏,其沉积后可引起一系列特殊的组织学改变和临床症状。

## 临床表现

可分为临床前期、尿蛋白期、肾病综合征期和肾衰竭期。

1. 临床前期

患者无任何临床表现和体征,实验室检查无异常,仅因其他原因进行肾活检时才可发现。

2. 尿蛋白期

可持续数年,尿蛋白定量可达数克至数十克。

3. 肾病综合征期

因长期尿蛋白演变至肾病综合征,是淀粉样变性肾损害的主要临床表现。此时,病情发展迅速,部分患者并发肾静脉血栓形成。偶见有急性肾衰竭病例。

### 4. 肾功能衰竭期

血肌酐升高是此阶段的主要特征。

## 诊断

- 蛋白尿＞3.5 g/24 h;
- 肾病综合征表现,大量蛋白尿,高度水肿,低蛋白血症和高脂血症;
- 少尿,无尿,肾衰竭;
- 心脏肥大,心力衰竭;
- 腹泻,巨舌,肝脾肿大;
- 周围神经受累,肢端感觉异常,肌张力低下。

## 中医辨证论治

### 1. 痰水瘀交

主症:全身水肿,面色黧黑萎黄,胸闷脘痞,心悸头眩,胁下痞块,腰胀痛或刺痛,口中黏腻,小便短少,大便不畅,舌体大而僵硬,舌质暗紫或有瘀点、瘀斑,苔白腻,脉沉滑或弦滑。

治拟:化痰利水、活血消瘀治宜。

方药:二陈汤合桂枝茯苓丸。

用药:半夏,橘红,桂枝,茯苓,牡丹皮,桃仁,赤芍,炙甘草。

随症加减:伴气虚者,加黄芪、人参,以益气;阳虚者,加仙茅、淫羊藿,以温阳;阳虚者,加生地黄、鳖甲、地骨皮,以养阴清热;水肿较重者,加泽兰、益母草、泽泻、猪苓,以活血利水;尿蛋白严重者,加地龙、全蝎,以疏风通络。

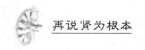

2. 脾肾气虚型

主症：面浮肢肿，面色萎黄，少气乏力，胸闷脘痞，纳呆便溏，腰酸刺痛，舌质暗淡或有瘀斑，苔白腻，舌边有齿痕，脉细弱。

治拟：补脾益肾、化痰利水消瘀治宜。

方药：益气补肾汤加减。

用药：人参，黄芪，白术，茯苓，山药，山茱萸，半夏，橘红，桃仁，红花，炙甘草，大枣。

随症加减：阳虚者，加仙茅、仙灵脾、肉桂，以温阳；阳虚者，加生地黄、鳖甲、地骨皮，以养阴；水肿较重者，加泽兰、益母草、猪苓、泽泻，以活血利水；蛋白尿严重者，加芡实、金樱子，以固涩精微。

3. 肾阴亏虚型

主症：轻度水肿，口干咽燥，手足心热，口苦口黏，腰酸刺痛，小便短赤，大便干结，舌质偏红有瘀点、瘀斑，苔微腻，脉细数或弦细数。

治法：滋阴益肾，化痰利水消瘀治宜。

方药：六味地黄汤加减。

用药：生地黄，怀山药，山茱萸，泽泻，茯苓，橘红，半夏，牡丹皮，赤芍。

随症加减：面部烘热，手足心热者，加知母、黄柏，地骨皮，龟板，以养阴清热；大便秘结者，加玄参、麦门冬、大黄，以润肠通便；口干咽燥者，加玄参、石斛、麦门冬、玉竹，以养阴利咽。

## 病案

曾某，男，38 岁，浙江嘉兴人

2011 年 6 月经上海某三甲医院肾穿刺确诊为粉样变性肾病。遂用细胞毒类药物及免疫抑制剂等药治疗，效果不显。同年 12 月转入我处用中医中草药治疗。患者下肢明显水肿，神疲乏力，少气懒言，晨起泛泛欲呕，不思饮食，大便溏薄，小便沫甚；

舌淡,苔薄腻,脉沉细。尿检:尿蛋白(+++),隐血(++),24 h 蛋白尿 3.6 g;血压 155/98 mmHg;血生化全套:血肌酐 198 μmol/L,血尿素氮 13.84 mmol/L,血尿酸 586 mol/L,血糖 5.6 mmol/L,血清总蛋白 47 g/L, A/G = 0.85。

证属:肾气不足,脾肾阳虚。

治拟:滋阴固肾、行气泄浊治宜。

方药:郭氏疏导内消汤合五苓白术散加减。

用药:藤梨根,地公,辣蓼,羊角风,生黄芪,白茯苓,川芎,丹参,山萝卜,泽泻,猪苓,补骨脂,苍术,山药,桃仁,车前子,干姜,大枣。处方 7 帖。

服药后水肿消除大半,自感纳食有力。再方 15 帖,上方去猪苓,加黄精、熟地黄、首乌、党参。服后浮肿全消,尿蛋白(±),隐血(±),24 h 蛋白尿 0.8 g,血肌酐 156 μmol/L,血尿素氮 10.32 mmol/L,血尿酸 480 mol/L,血清总蛋白升至 56 g/L,A/G = 1.2,血压 142/92 mmHg

继服前方,随症加减。守上方去苍术,加制军。处方 30 帖。一个月后检查除血肾功能指标略高,余均趋正常。目前患者仍在治疗中。

# 因病致虚的症、治、方、药

# 虚 劳

据《诸病源候论》《圣济总录》等文献分析,虚劳包括因气血、脏腑虚损所致的多种病症,以及相互传染的骨蒸。

## 1. 肾气虚证

主症:神疲怠惰,乏力头晕,耳鸣耳聋,发白早脱,牙齿动摇,腰膝酸软,小便清长,或尿后余沥,或遗尿,或夜尿频多,滑精早泄,带下清稀,胎动易滑,舌淡苔白,脉沉弱。

治拟:益气补肾。

方药:大补元煎加减。

用药:山茱萸,炙甘草,烽山药,杜仲,当归,枸杞子,人参,熟地黄。

随症加减:神疲乏力甚者,加黄芪、人参、鹿茸、紫河车;尿频较甚及小便失禁者,加菟丝子、五味子、益智仁、芡实、金樱子、桑螵蛸,以补肾固摄;大便溏薄者,去熟地黄、当归,加肉豆蔻、补骨脂、白术、茯苓、砂仁、莲子肉,以温补固涩。

## 2. 肾阳虚证

主症:精神委靡,面色㿠白,腰膝酸软冷痛,畏寒肢冷,尤以下肢为甚,或水肿,腰以下为甚,按之凹陷不起;或小便清长,性欲淡漠,阳痿不育,或宫寒不孕,或心悸咳喘;或下利清谷或五更泄泻;舌淡胖,苔白,或有齿痕,脉沉迟。

治拟:温补下元。

方药:右归丸加减。

用药:熟地黄,白术,山药,山茱萸,枸杞子,菟丝子,鹿角胶,杜仲,仙茅,巴戟

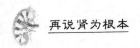

天,仙灵脾,肉苁蓉,炒韭子,当归,蛇床子,肉桂,制附子。

随症加减:火不甚衰,只因气血薄弱者,治宜左归丸(熟地黄,山药,枸杞子,山萸肉,川牛膝,菟丝子,鹿角胶,龟板胶)。

# 泄 泻

简称泄或泻。指大便稀薄,甚至水样,次数增多。也有认为泄为大便质薄,泻为大便如水。因外感六淫、食积、痰阻、脾肾虚弱、情志失调等引起脾胃运化和肠道功能失调所致。

## 1. 肾阳虚证

主症:黎明脐腹作痛,肠鸣即泻,泻下完谷,泻后则安,形寒肢冷,腰膝酸软,舌淡苔白,脉沉细。

治拟:温补脾肾、固涩止泻治宜。

方药:四神丸加减。

用药:补骨脂,肉豆蔻,五味子,吴茱萸,生姜,大枣,附子,炮姜。

随症加减:若年老中气虚陷,久泻不止,加黄芪、党参、白术益气健脾,亦可合桃花汤[赤石脂(其中 1/3 研末,分二次冲服)、干姜、粳米]固涩止泻。还可辩证选右归丸[熟地黄、怀山药、山茱萸、枸杞子、炙甘草、杜仲、肉桂(冲服)、制附子(先煎)、菟丝子、鹿角胶、当归]、肾气丸(熟地黄、怀山药、茯苓、泽泻、丹皮、山萸肉、附子、肉桂)等。泄泻日久,滑脱不禁,神倦肢冷,腰膝酸软者,宜真人养脏汤[诃子、罂粟壳、肉豆蔻、赤石脂、人参、白术、肉桂、干姜、当归、白芍、木香(后下)]合桃花汤[赤石脂(其中 1/3 研末,分二次冲服)、干姜、粳米]加减以温肾固脱。

## 2. 脾肾阳虚证

主症:泻下清稀,完谷不化,鸡鸣泻或五更泄泻,腹中冷痛,畏寒肢冷,脘腹胀闷不舒,饮食不振,面色萎黄,疲乏,腰膝酸软,舌淡胖苔白,脉沉细弱。

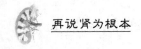

治拟：温肾健脾、涩肠止泻治宜。

方药：附子理中汤加吴茱萸。

用药：制附子，干姜，党参，白术，甘草，吴茱萸。

随症加减：五更泄者，合四神丸（破故纸、五味子、肉豆蔻、吴茱萸）；食欲不振者，加山楂、神曲、麦芽；年老体衰，久泄不止，中气下陷者，加黄芪。

# 耳鸣耳聋

耳鸣多因血气不足，宗脉则虚，风邪乘虚，随脉入耳，与气相搏而致。耳聋系指主观感觉或客观检查均示听力有不同程度障碍。耳聋可由先天或外感内伤所致。

1. 风邪外袭

主症：突然耳鸣，耳聋，伴头痛，骨节疼痛，恶风发热，耳内作痒或耳中疼痛、出血、流脓等。苔薄白，脉浮数。

治拟：祛风解表治宜。

方药：清神散加减。

用药：甘菊，防风，荆芥，通草，羌独活，僵蚕，川芎，木香，菖蒲，甘草。

随症加减：若风热上袭，选防风通圣散［防风，荆芥，连翘，麻黄，薄荷，川芎，当归，芍药，白术，山栀子，大黄，芒硝(冲)，石膏，黄芪，桔梗，甘草，滑石］加减；发热咽痛者，加二花、板蓝根；项强不舒者，加葛根；耳痛流脓出血者，用蛇蜕烧灰存性，吹入耳内。

2. 肝胆火盛

主症：突然耳鸣耳聋，头痛面赤，口苦咽干，心烦易怒，夜寐不安，胸胁胀闷，溲赤便秘，舌红，苔黄，脉弦数。

治拟：清肝泄热治宜。

方药：龙胆泻肝汤加减。

用药：龙胆草，山栀子，黄芩，当归，生地黄，车前子，泽泻，通草，柴胡，炙甘草。

随症加减：便秘者，可酌加大黄、芦荟。

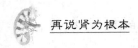 

### 3. 痰火郁结

主症:两耳蝉鸣,时轻时重,有时胀闷闭塞,胸中烦满,痰多,口苦,苔薄黄而腻,脉滑数。

治拟:化痰清火、和胃降浊治宜。

方药:二陈汤加减。

用药:陈皮,半夏,茯苓,黄连,黄芩,枳壳,柴胡,石菖蒲,竹沥。

随症加减:体壮邪实者,可用礞石滚痰丸(大黄、黄芩、礞石、沉香)。

### 4. 瘀阻宗脉

主症:耳鸣、耳聋如塞,耳流陈血,或见聤耳与陈血胶结,面色暗滞,舌淡暗或有瘀点瘀斑,苔薄,脉涩。

治拟:通窍活血治宜。

方药:通窍活血汤加减。

用药:赤芍,桃仁,红花,丹参,老葱,大枣,生姜,麝香,黄酒适量。可酌加象贝、昆布、海藻等。

### 5. 中气不足

主症:耳鸣如蝉噪,或如钟鼓,甚则耳聋,面色萎黄,倦怠乏力,纳差便溏,脘腹坠胀,舌淡,苔薄,脉细弱。

治拟:益气健脾、升提中气治宜。

方药:补中益气汤加减。

用药:人参,黄芪,白术,陈皮,柴胡,当归,升麻,炙甘草,葛根,蔓荆子。

随症加减:若兼肾气不足者,酌加熟地黄、菟丝子、炒杜仲;心气不足者,酌加远志、酸枣仁、五味子;兼肝胆炽盛者,加山栀子、丹皮、车前子。

### 6. 阴血亏损

主症:耳鸣嘈嘈,甚则耳聋,面色无华,唇甲苍白,脉细无力,苔薄,舌质淡。

治拟:补益气血治宜。

方药:人参养营汤加减。

用药:人参,麦冬,五味子,生地黄,当归,白芍,知母,陈皮,甘草,龟板。

随症加减:心血不足者,酌加龙眼肉、酸枣仁、益智仁;肝血不足者,酌加木瓜、女贞子、旱莲草;血虚有热者,酌加柴胡、山栀子、丹皮。

### 7. 肝肾亏虚

主症:肾阴不足,耳聋耳鸣,虚烦不眠,头晕目暗,腰膝酸软,遗精,舌红少苔,脉细弱或细数,或兼肢软腰冷,阳痿早泄,舌淡,苔薄,脉沉细。

治拟:补益肝肾、潜阳聪耳治宜。

方药:耳聋左慈丸加减。

用药:熟地黄,山茱萸,怀山药,丹皮,泽泻,茯苓,柴胡,磁石。

随症加减:肝肾亏虚明显者,加旱莲草、女贞子;肾阳亏虚明显者,加附片、肉桂;兼邪实者,可酌加防风、细辛以祛风,黄连、黄柏以泻火,半夏、陈皮以化痰,桃仁、红花以化瘀,菖蒲以通窍利水。

### 8. 肾火妄浮证

主症:口燥咽干,清窍闭塞,耳流脓血,不闻人声。

治拟:潜纳滋填、佐以通阳治宜。

方药:肾热汤加减。

用药:生地黄汁,葱白,磁石,牡蛎,炒白术,麦冬,芍药,甘草,大枣。

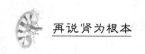

# 遗　尿

遗尿，一指小便不能随意控制而自遗，俗称小便失禁。多因肾元不足，下焦虚寒而不能制约水液；肺脾不足，气虚不能统摄水液；中风及外感热病等病程中，出现溲便自遗等。

1. 下元虚衰，肾气不固证

主症：小便自遗或不禁，神疲怯寒，腰膝酸软，舌淡苔薄白，脉细无力。

治拟：温肾、止遗、固涩治宜。

方药：缩泉丸加减。

用药：怀山药，乌药，益智仁。药研为细末，以冷开水泛丸，温开水送服；也可改作汤剂，按常规剂量，水煎服。

随症加减：如见肢冷畏寒明显，加菟丝子、肉苁蓉、鹿茸、附子；面㿠气虚等肺虚证者，加党参、黄芪、五味子。

2. 肾阳虚证

主症：神疲怯寒，腰膝酸软，两足无力，小便清长，畏寒肢冷，尿自遗或不禁，苔薄，舌质淡，脉沉细无力或脉沉缓。

治拟：温肾固涩治宜。

方药：菟丝子丸加减。

用药：菟丝子，肉苁蓉，桑螵蛸，益智仁，怀山药，五味子，牡蛎，附子，鹿茸。

随症加减：若下焦虚冷好转，应减少温阳之品，可在缩泉丸基础上加用菟丝子、补骨脂、肉苁蓉等；如老人虚寒太盛，可选大菟丝子丸。

# 痰 病

泛指痰涎停留于体内的病证。多因脏腑气化功能失常，水液吸收、排泄障碍所致，尤与肺脾二脏关系密切，故有"脾为生痰之源，肺为贮痰之器"之说。

### 1. 肾阴虚水泛证

主症：眩晕，震颤欲倒，心悸喘促，痰多稀薄，身瞤动，小便不利，水肿，畏寒肢冷，腰膝冷痛，舌淡胖有齿痕，苔白润，脉沉弱。

治拟：温肾、行水、化痰治宜。

方药：肾气丸加减。

用药：干地黄，怀山药，山茱萸，泽泻，茯苓，丹皮，附子，桂枝，半夏，白术，炙甘草。

随症加减：痰多清稀色白或呕涎清冷者，加干姜、吴茱萸、姜半夏、陈皮、苏子温化痰饮；偏肾阴亏损者，因虚火煎熬津液为痰，故痰咯不爽，喘咳不宁，头晕耳鸣，腰膝酸软，舌嫩红苔少，脉沉细，当金水六君煎（当归、熟地黄、陈皮、半夏、茯苓、炙甘草、生姜）加味以滋阴化痰；肺阴虚者，加生脉散；肢重寒冷者，加巴戟天、仙灵脾；短气乏力，耳鸣耳聋者，加补骨脂、黄芪；喘甚者，加紫石英、沉香，以纳气定喘。

### 2. 肾阳虚水泛证

主症：喘促动则为甚，或咳喘气怯，怯寒肢冷，少腹拘急，脐下悸动，小便不利，足跗浮肿，或吐涎沫而头目昏眩，舌苔胖大，苔白润或灰腻，脉沉细滑。

治拟：温肾化饮治宜。

方药：真武汤合五苓散。

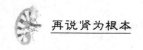

　　用药:炮附子,茯苓,猪苓,芍药,生姜,桂枝,白术,泽泻。

　　随症加减:食少痰多者,多加半夏、陈皮;气短,动则喘甚(肾不纳气)者,加黄芪、钟乳石、沉香、补骨脂;饮邪迫肺而见咳逆痰多者,加干姜、五味子、苏子、款冬花;兼脾阳亦虚,运化无权,痰饮中阻者,待咳嗽,咳痰,眩晕,呕吐等标证转轻而以本虚为主时,用苓桂术甘汤(茯苓、桂枝、白术、炙甘草)合香砂六君子汤(人参、白术、甘草、陈皮、半夏、砂仁、木香、生姜)加减;待脾运来复后,转入补肾为主者,选用肾气丸(熟地黄、怀山药、茯苓、泽泻、丹皮、山萸肉、附子、肉桂)。

# 眩 晕

眩,意眼花;晕,意头旋。外感六淫,内伤气血脏腑,皆可导致本症。而以风火、痰湿、正虚者居多。

### 1. 肾精不足证

主症:眩晕而空,久发不已,神靡腰酸,发枯脱落,遗精滑泄,耳鸣齿摇,少寐健忘。或颧红咽干烦热,舌嫩红,苔少光剥,脉细数。或面色㿠白,形寒肢冷,舌淡嫩,脉细弱。

治拟:偏阴虚者,补肾滋阴治宜;偏阳虚者,补肾助阳治宜。

方药:补肾滋阴宜左归丸;补肾助阳宜右归丸。

用药:左归丸:熟地黄,怀山药,山茱萸,枸杞子,菟丝子,鹿角胶,龟板胶,川牛膝。右归丸:熟地黄,怀山药,山茱萸,枸杞子,菟丝子,鹿角胶,杜仲,当归,肉桂,制附子。

随症加减:虚热内甚者,加鳖甲、知母、黄柏、丹皮滋阴清热;心肾不交,失眠多梦者,加阿胶、鸡子黄、酸枣仁、柏子仁,以交通心肾、养心安神;肺肾阴虚者,加沙参、麦冬、玉竹等,以滋养肺肾;肝阳上亢,眩晕较甚者,加龙骨、牡蛎、磁石之类,以潜浮阳;眩晕目花、耳鸣腰酸者,可加山茱萸、菟丝子、枸杞子、鹿角胶、女贞子等,以填精补髓;遗精频频者,加莲须、芡实、桑螵蛸、潼蒺藜、覆盆子等,以固肾涩精;肾精不足眩晕者,待病情改善后,可选用六味地黄丸,以图治本。

### 2. 肝肾不足证

主症:眩晕久发不已,视力减退,两目干涩,少寐健忘,耳鸣,口干,神疲乏力,腰

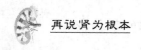

膝酸软,舌红苔黄,脉弦细。

治拟:滋养肝肾、养阴填精治宜。

方药:左归丸加减。

用药:熟地黄,山茱萸,怀山药,枸杞子,菟丝子,鹿角霜,淮牛膝,龟板胶。

随症加减:阴虚内热重,表现五心烦热,舌质红脉弦细数,加鳖甲、知母、黄柏、牡丹皮,以滋阴清热;若失眠梦多健忘等心肾不交证候明显者,加阿胶、鸡子黄、酸枣仁、柏子仁等,以交通心肾。

# 头　痛

亦称头疼。凡整个头部以及头的前、后、偏侧部的疼痛,总称为头痛。头为诸阳之会,精明之府,五脏六腑之气血皆上会于此。凡六淫外感,脏腑内伤,导致阳塞,浊邪上踞,肝阳上亢,精髓气血亏损,经络运行失常等,均能导致头痛。

1. 肾精不足证

主症:头痛而空,每兼眩晕,腰痛酸软,神疲乏力,遗精带下,耳鸣少寐,舌红少苔,脉沉细无力。

治拟:补肾养阴治宜。

方药:大补元煎。

用药:山茱萸,炙甘草,炒山药,杜仲,当归,枸杞子,人参,熟地黄。

随症加减:头痛而畏寒,面白肢冷,舌淡,脉沉细者,属肾阳不足,可用右归丸以温补肾阳,填精补血;兼外感寒邪者,可投麻黄附子细辛汤。

2. 肝肾不足证

主症:头痛而眩,心烦易怒,夜眠不宁,腰膝酸软,神疲乏力,耳鸣少寐,口苦口渴不欲饮,舌红苔薄,脉弦细。

治拟:滋养肝肾治宜。

方药:天麻钩藤饮合大补元煎加减。

用药:天麻,钩藤,石决明,杜仲,益母草,山栀子,黄芩,牛膝,桑寄生,夜交藤,炒山药,当归,熟地黄,山茱萸。

随症加减:烦躁不安者,加淡竹叶;耳鸣尤其者,加菟丝子;若头昏头痛而空症属少血所致者,加炙黄芪,使其养血补血而祛头痛。

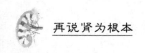

# 健　忘

又称善忘,好忘,多忘。指前事易忘。多因思虑过度,心肾不足,脑力衰退所致。

### 1. 肾精不足证

主症:健忘,腰酸腿软,头晕耳鸣,遗精早泄,五心烦热,舌红,脉细数。

治拟:补肾益精治宜。

方药:六味地黄丸加减。

用药:酸枣仁,五味子,远志,菖蒲,熟地黄,怀山药,山茱萸,茯苓,泽泻,丹皮。

随症加减:若肾阳虚者,加鹿角胶、肉苁蓉、巴戟天、紫河车,以阴阳同补,填精益脑。

### 2. 心肾不交证

主症:遇事善忘,腰酸腿软,或有遗精,头晕耳鸣,或手足心热,心烦失眠,舌苔薄白,质红,脉细数。

治拟:交通心肾治宜。

方药:心肾两交汤化裁。

用药:熟地黄,山茱萸,人参,当归,麦门冬,酸枣仁,白芥子,黄连,肉桂末。

随症加减:若心肾两虚,兼肝郁气滞而健忘者,可用通郁汤。

# 心　悸

指患者不因惊吓,自觉心跳、心慌,悸动不安。多由气虚、血虚、停饮,或气滞血瘀所致。

### 1. 心肾阳虚证

主症:心悸喘咳,不能平卧,小便短少,下肢水肿,渴不欲饮,伴有眩晕,恶心吐涎,形寒肢冷,胸脘痞满舌淡苔滑,脉弦滑或沉细而滑。

治拟:振奋心阳、化气利水治宜。

方药:苓桂术甘汤合真武汤。

用药:炮附子,桂枝,芍药,炙甘草,生姜,茯苓,白术。

随症加减:水饮上逆,恶心呕吐者,加制半夏、陈皮、生姜,以和胃降逆;尿少水肿明显者,加泽泻、猪苓、防己、葶苈子、大腹皮、车前子;若伴入夜咳剧或端坐呼吸者,当重用温阳利水之品;咳喘甚者,加杏仁、前胡、桔梗;兼见瘀血者,加当归、川芎、刘寄奴、泽兰叶、益母草;心脾阳气虚弱,水饮停聚,水气凌心者,用春泽汤(人参,猪苓,泽泻,白术,茯苓,桂枝)。

### 2. 心肾不交证

主症:心悸易惊,心烦失眠,五心烦热,口干,盗汗,思虑劳心则症状加重,伴有耳鸣,腰酸,头晕目眩,舌红少津,苔少或无,脉细数。

治拟:滋阴清火、养心安神治宜。

方药:黄连阿胶汤加味。

用药:黄连,黄芩,芍药,鸡子黄,阿胶,炒枣仁,麦门冬,珍珠母,生龙骨,生

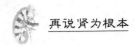

牡蛎。

随症加减：肾阴亏虚、虚火妄动、遗精腰酸者，加龟板、熟地黄、知母、黄柏，或加知柏地黄丸（知母、黄柏、生地黄、山萸肉、怀山药，丹皮、茯苓、泽泻）；阴虚而火热不甚者，可改用天王补心丹；心阴亏虚、心火偏旺而有虚烦不寐、口苦咽燥者，加黄连、山栀子、淡竹叶等以清心宁心，或改服朱砂安神丸（朱砂、黄连、生地黄、当归、甘草）；若阴虚夹有瘀热者，可加丹参、赤芍、丹皮、生地黄、知母等，以清热凉血、活血化瘀；夹有痰热者，加用黄连温胆汤（黄连、竹茹、半夏、陈皮、茯苓、甘草、枳实、大枣）。

# 失　眠

失眠是指经常性的睡眠减少，或不易入睡，或睡而易醒，醒后不能再度入睡，甚或彻底不眠。凡因天时寒热不均，被褥冷暖太过，睡前饮浓茶、咖啡等兴奋性饮料，或偶因精神刺激、思虑太过而致偶然不能入睡者，不属病患。

1. 肾阴虚证

主症：心悸不安，心烦不寐，腰酸足软，伴头晕，耳鸣，健忘，遗精，口干津少，五心烦热，舌红少苔，脉细而数。

治拟：滋阴降火、清心安神治宜。

方药：六味地黄丸合黄连阿胶汤加减。

用药：熟地黄，山萸肉，干山药，泽泻，牡丹皮，茯苓，黄连，阿胶，黄芩，炒生地，生白芍，炙甘草。

随症加减：若心烦心悸，梦遗失精，可加肉桂引火归元，与黄连共用交通心肾，心肾可安。此外，朱砂安神丸（朱砂、黄连、地黄、当归、甘草）。天王补心丹也可酌情选用。

2. 心肾不交证

主症：心烦不寐，头晕耳鸣，烦热盗汗，咽干，健忘，腰膝酸软，舌红少苔，脉细数。

治拟：交通心肾治宜。

方药：交泰丸加减。

用药：黄连，肉桂，生地黄，知母，麦门冬，阿胶，白芍，黄芩。

随症加减：以心阴虚为主者，用天王补心丹；肾阴虚为主者，可用六味地黄丸加夜交藤、酸枣仁、合欢皮、茯神之类。

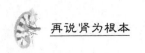

# 消　渴

又名消瘅。宋、元以后,又有称三消者。泛指多饮、多食、多尿症状为特点的病证。多因过食肥甘,饮食失宜,或情志失调,劳逸失度,导致脏腑燥热,阳虚火旺所致。

## 1. 肾阴虚证

主症:尿频尿多,混浊如脂膏,或尿甜,形瘦少力,腰膝酸软,头晕耳鸣,五心烦热,口干唇燥,舌红瘦薄,少苔,脉细数。

治拟:滋阴固肾。

方药:六味地黄丸加减。

用药:熟地黄,山药,山茱萸,茯苓,泽泻,丹皮,枸杞子。

随症加减:阴虚火旺而烦躁,五心烦热,盗汗,失眠者,可加知母、黄柏、龙骨、地骨皮、鳖甲、牡蛎、桑螵蛸,以滋阴泻火、镇摄浮阳;尿量多而混浊者,加益智仁、桑螵蛸、五味子等,以益肾缩泉;气阴两虚而气短、舌质淡红者,可加党参、黄芪、黄精以精补益气。

## 2. 肾阴阳两虚证

主症:小便频数,混浊如膏,甚至饮一溲一,面容憔悴,耳郭干枯,腰膝酸软,四肢欠温,畏寒怕冷,阳痿不举,舌淡苔白而干,脉沉细无力。

治拟:滋阴,温阳,固肾。

方药:肾气丸加减。

用药:熟地黄,山药,山茱萸,茯苓,泽泻,丹皮,炮附子,桂枝。

随症加减:阴阳气血俱虚者,可选用鹿茸丸以温肾滋阴、补益气血;阳虚畏者,加紫河车并酌鹿茸粉 0.5 g,以启动元阳、助气化;腰膝酸软者,加桑寄生、杜仲、川续断;面容憔悴者,加何首乌、枸杞子。

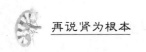

# 痹　证

一是泛指邪气闭阻肢体、经络、脏腑所引起的多种疾病；二是指风寒湿邪侵袭肢体经络而导致肢体疼痛、麻木、屈伸不利的病证。

## 1. 寒湿痹证

主症：全身关节疼痛，遇寒则剧，得温则减，伴口不渴、形寒、肢冷便溏，重则关节屈伸不利，或变形，苔薄白、脉沉细。

治拟：怯寒散湿、补肾强筋治宜。

方药：蠲痹汤加减。

用药：羌活，独活，桂心，秦艽，当归，川芎，甘草，桑枝，海风藤，乳香，木香。

随症加减：如见痛处游走不定为风胜者，加荆芥、防风；疼痛剧烈，关节不可屈伸，为寒胜者，加附子、细辛、或川乌、草乌；肢体关节重著，肌肤麻木，为湿胜者，加防己、苍术、薏苡仁；邪从热化，关节红肿者，去桂心，加知母、石膏、防己、桂枝；痛在上肢者，加姜黄、威灵仙；痛在下肢者，加木瓜、川续断。

## 2. 风湿热痹

主症：关节疼痛，局部灼热红肿，得冷稍舒，痛不可触，可病及一个或多个关节，甚则热烦闷等全身症状，舌红，舌黄燥，脉滑数。

治拟：清热通络、祛风除湿治宜。

方药：白虎桂枝汤加减。

用药：石膏，知母，甘草，粳米，桂枝，豨莶草，苍术。

随症加减：痛甚者，加延胡索；口渴者，加玄参。

# 血　证

血证是指由多种原因引起火热熏灼或气虚不摄,致使血液不循常道,或上溢于口鼻诸窍,或下泄于前后二阴,或渗出于肌肤所形成的疾患,统称为血证。也就是说,非生理性的出血性疾患,称为血证。在古代医籍中,亦称为血病或失血。

1. 肝肾阴虚证

主症:鼻衄、齿衄、肌衄同时兼见,性情急躁易怒,口干心烦,齿摇不坚,手足心热,腰膝酸软,舌红苔少,脉细数。

治拟:滋阴降火、凉血止血治宜。

方药:滋水清肝饮合茜草根散加减。

用药:熟地黄,怀山药,山茱萸,牡丹皮,茯苓,泽泻,柴胡,白芍,山栀子,当归,大枣,茜草根,黄芩,侧柏叶,阿胶(另烊),甘草,生地黄。

随症加减:可酌情加白茅根、仙鹤草、藕节,以清血止血;虚火较甚而见低热、手足心热者,加地骨皮、白薇、知母,以清退虚热。

2. 肾气不固

主症:久病尿血色淡红,头晕耳鸣,精神阑惫,腰背酸痛,舌质淡,脉沉弱。

治拟:补肾益气、固摄止血治宜。

方药:无比山药丸加减。

用药:山茱萸,泽泻,熟地黄,茯神,巴戟天,牛膝,赤石脂,怀山药,杜仲,菟丝子,肉苁蓉。

随症加减:主症兼血虚者,加当归、黄芪;神疲乏力甚者,加党参、平地木;兼腰瘀腰坠者,加升麻、桑寄生。

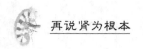

# 关节疼痛

　　关节疼痛主要是由于关节炎或关节病引起。关节疼痛牵涉范围非常广泛并且种类繁多,因此关节疼痛的鉴别诊断至关重要。关节痛在中医病症中属于肢节痛、肢节肿痛、痹证、痛风等病症范畴。

　　寒湿痹证

　　主症:全身关节疼痛,遇寒则剧,得温则减,伴口不渴,形寒、肢冷、便溏,重则关节屈伸不利,或变形,苔薄白,脉沉细。

　　治拟:祛寒散湿,补肾强筋。

　　方药:蠲痹汤加减。

　　用药:羌活,独活,桂心,秦艽,当归,川芎,甘草,桑枝,海风藤,木香。

　　随症加减:若痛处游走不定,为风胜者,加荆芥、防风;疼痛剧烈,关节不可屈伸,为寒胜者,加附子、细辛,或川乌、草乌;肢体关节重著,肌肤麻木,为湿胜者,加防己、苍术、薏苡仁;邪从热化,关节红肿,去桂心,加知母、石膏、防己、桂枝;痛在上肢者,加姜黄、威灵仙;痛在下肢,加木瓜、川续断。

# 黑痹（黑色素沉着）

中医学对本病未见系统论述，但结合本病临床表现与中医学的"黑疸"、"黑痹"，"女劳疸"（好发于女性），"虚劳"等有类似之处。其主要症状为面额色黑，肤色不泽，心中懊恼不舒、腹胀尿急水肿诸候。

1. 肾阳虚证

主症：黑色素沉着，腰痛耳鸣，畏寒肢冷，夜尿多，水肿，大便溏，舌苔润滑，脉沉细或濡弱。

治拟：补肾益气，活血利水。

方药：温肾利水汤加减。

用药：党参，鸡血藤，生黄芪，桑寄生，菟丝子，破故纸，土鳖虫，炒蒲黄，鹿角胶，鱼鳔胶，黄狗鞭，杜仲，川续断，琥珀末（布包煎）。

随症加减：如伴见关节痛，腰骶痛，加蜈蚣2条、乌梢蛇9克。

2. 肾阴虚证

主症：黑色素沉着，腰酸耳鸣，头眩肢麻，手足心热，或低热，肌肉瞤动，大便燥结，男子遗精盗汗，妇女乳房胀痛，月经紊乱或停经，舌质红、苔薄黄，脉弦细。

治拟：滋阴活血。

方药：一贯六神汤加减。

用药：沙参，细生地黄，炒川楝子，生白芍，枸杞子，桑寄生，菟丝子，鸡血藤，钩藤，刺蒺藜，夜交藤，破故纸，土鳖虫，炒蒲黄，琥珀末（布包煎）。

随症加减：如伴见关节痛、腰骶痛，加蜈蚣2条、乌梢蛇9克。

郭氏中医经典医案

# 以蛋白尿为主症

患者小便混浊、泡沫浓重不散，伴周身乏力固重，晨起吐恶，或见头重头晕，或嗜睡腰酸，遂以尿检，发现肾病。也有尿检少量蛋白者，如男性前列腺炎，女性泌尿系统感染等，大凡尿检出现蛋白者，甚至出现大量蛋白者，则总是肾病居多。

许多人在体检中发现尿异常。

闻某，男，38 岁，浙江桐乡市人

患慢性肾炎 15 年余，曾在多家医院治疗未见好转，且复反不愈。期间经肾穿刺诊断为膜性肾病，并用泼尼松（强的松）及免疫抑制剂等西药控制。但每遇感冒或不明原因，病情再度加重。经病友介绍前来我处施治。症见头面四肢肿甚，双下肢凹陷性水肿，伴腹胀腹肿，恶心欲呕。总蛋白 41 g/L，白蛋白 18.5 g/L，球蛋白 22.5 g/L，A/G ＝ 0.82，24 h 尿蛋白总量 3.125 g，因长期低蛋白血症，故一身悉肿。

证属：肾失开阖，脾失健运。

治拟：培元固肾、利水消肿治宜。

方用：郭氏《疏导内消汤》验方加减化裁，并以利水消肿为先。

用药：藤梨根，地公，山萝卜，羊角风，车前子，杠板归，生黄芪等。

配方 7 剂后，水肿渐消，原周身困重感轻松了许多。再续方 15 剂，此时以培元固肾、利水消肿并重。服完 15 剂后，水肿全消。在以后的三诊、四诊中以固精涩遗、温阳化水为主，并在饮食中佐以高蛋白摄入作为补充。患者原先乏力困重之感全无，尿常规及 24 h 蛋白尿全都正常。最后共计 3 个月疗程告临床痊愈，迄今未再复发。现已年余未用任何药物，体检均正常。

**按**：本病案致所以在较短的时间内得以复康，关键在于以下几个方面：一是诊断正确,用药有准,急则治标,缓则治本。二是因人而异,个体化治疗。因患者虽病不轻,但体格强健,故对其用药超出了常规剂量,因而在较短时间内迅速控制了病情,并为后续治疗奠定了基础。三是当病情稳定得到控制,各项指标趋阴性时,逐渐调整了治疗方案。此时以补虚为主,攻下为辅的治疗原则,即扶正以驱邪。并施以适当的食疗,以补充体内蛋白的不足。

# 以血尿为主诉

血尿病因较多,病症也相对复杂。出现血尿有泌尿系统结石、膀胱炎、消化道出血,泌尿系结核等,但出血症状总能以痛与不痛来大致分出病的类别,如肾结石除见洗肉样尿外,还伴有腰部绞痛等症;膀胱炎引起的血尿,则有尿频、尿急、尿痛及小便窘迫之感;而肾性血尿尿色呈淡红色、鲜红色或茶褐色,尿检不仅有隐血,还往往伴有红细胞及少量蛋白。

杨某,女,54 岁,杭州市人

2011 年 10 月初诊,自述肾性血尿近 20 年,近年血尿加重,偶见蛋白尿及红细胞尿,肉眼血尿,经人介绍来我处门诊。经尿检:隐血(＋＋＋＋),红细胞 132 个/高倍镜,蛋白(＋),红细胞异形率 82％。患者颜面焦黄少华,少气懒言,舌红苔薄,脉细数。

诊为:血尿。

证属:肾气不足,阳虚火旺。

治拟:补肾益气、滋阴降火治宜。

方用:郭氏疏导内消汤合小剑饮子加减。

药用:藤梨根,紫花草,夏至草,落地蜂,石韦,丹皮,消饭花,生地黄,黄芩,杠板归,山栀根,小叶兰,炙甘草。配方 15 剂,水煎服,每日 1 剂,日服 2 煎,早晚各200 ml。

15 天后尿检,隐血(＋＋),红细胞 32 个/高倍镜,蛋白(－)。自感舒服很多,纳食两便均正常。

二诊:继服上方,随证加减。减山栀根、小叶兰、落地蜂,加生黄芪、茯苓、鸡血藤。再方 15 剂,服法同上。

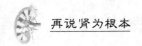

再尿检,全部阴性。

三诊:为巩固治疗,上方加太子参、当归、大枣。

再尿检,仍阴性。迄今已三年有余未见再发,告痊愈。

**按:**本患者在外院治疗近 10 年,未见疗效,其主要原因是未对证施治,翻阅其当地处方发现,所用药物大多为补肾温阳之品,故使其病证南辕北辙。本病阴虚火旺,迫血外行是主因,当以滋阴凉血之品为要,又因病患日久,肾气亏虚,故在使用凉血之品之际,必须佐以行气补中之药。两者相辅相成,方能相得益彰。

# 以水肿为主诉

水肿，有许多原因可以导致。如，肾病的某一时期、严重贫血、淋巴回流受阻、心源性水肿、肝肾综合征终末期等。但由肾病引起的水肿具有较明显的特征，肾病初起以头面水肿，睑肿形如蚕卧为特征，病久则以双下肢凹陷性水肿为特征，盛则头面四肢胸腹膨胀，一身悉肿。

潘某，女，29 岁，浙江东阳市人

日前因感冒 5 天，遂发现眼睑水肿，一周后颜面四肢肿甚。尤以双下肢凹陷性水肿为甚。因儿时曾患肾炎，并在我处治愈 25 年，现再现此病，家属陪伴直奔我处施诊。此时，尿检蛋白（＋＋＋＋），24 小时尿蛋白总量 3.2 g，潜血（＋＋），白细胞（＋），红细胞 38 个/高倍镜。西医诊断：慢性肾炎急性发作；中医诊断：水肿（风水）。

证属：风水。

方用：急用郭氏疏导内消汤加麻黄连翘赤小豆汤加减。

药用：杠板归，龙梗，鸭跖草，马鞭草，姜半夏，干姜，麻黄，桂枝，连翘，赤小豆，防风，羊角风，车前子，大枣。配方 7 剂，水煎服，每日服 1 剂，日服 2 煎，每次 200 ml。

7 天后水肿全消，检尿蛋白（＋），潜血（±），白细胞（－）。

二诊：再方 15 剂。

药用：藤梨根，落地风，杠板归，龙梗，小青草，小芦根，剑兰，拉藤，马鞭草，干姜，大枣。服法同上。

三诊：继服上方加太子参、白芍、怀山药、茯苓。

尿检全部阴性，告临床治愈，考虑患者继往肾病史，后经巩固治疗一个月，迄今未复发，告痊愈。

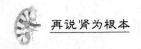
　　**按**：本症属中医"风水"范畴，因患者平素体虚，加之运动会后冒雨涉水，诱发肾炎夙病，故药中以麻黄、桂枝两药为君药，以发汗利水；以防风、连翘为臣药，以固密腠理；余药均为使药，以调整脏腑各部；大枣、干姜以和诸药并发汗止呕。全方君臣佐使明确，药量切合实体，故病不久告愈。

# 以高血压为主诉

在生活中,常常能听见或看见这类人,他们经常感觉自己头昏头晕,但稍作休息或嗣后症状减轻或消失,故未予重视。殊不知高血压所引起的心、脑、肾等疾病却鲜为人知。

洪某,男,57 岁,上海松江人

三年前自感头晕,偶见耳鸣,稍作休息,症状减轻或消失,故未在意。去年始头晕伴头痛,兼下肢水肿,入夜益甚。遂经上海三甲医院诊治,被明确诊断为高血压性肾病。入院血压 220/120 mmHg,甘油三酯 6.2 mmol/L。血检肾功能:血肌酐 245 $\mu$mol/L,血尿素氮 13.38 mmol/L,血尿酸 554 $\mu$mol/L,肾小球滤过率 25 ml/min。尿检蛋白(＋＋＋),隐血(＋＋)。家族史:父亲脑溢血病故,兄妹均有高血压病史。故诊断为遗传性高血压性肾病。高血压Ⅲ级,肾功能Ⅳ级损害。后经人介绍来我处施治。

证属:肝阳上亢证,溺毒。

治拟:平肝熄风、排毒泄浊治宜。

方用:郭氏《疏导内消汤》合《天麻钩藤饮》加减。

药用:藤梨根,石菖蒲,大叶兰,豨莶草,钩藤,天麻,龙梗,山萝卜,决明子,羊角风,马蹄黄,炙甘草。配方 15 剂,水煎服,每日 1 剂,日服 2 煎,每次 200 ml,早晚各一次。

半个月后,血压 155/95 mmHg,浮肿消退。

二诊:转方 15 剂。一个月后,检血肌酐 165 $\mu$mol/L,血尿素氮 8.3 mmol/L,血尿酸 445 $\mu$mol/L, 尿检蛋白(＋),隐血(±),血压 145/92 mmHg。

三诊:再方 15 剂。服后自感无任何不适,各项指标继续下行。现仍在施治中。

**按**：患者有高血压家族史，因基础血压偏高，故未见明显不适，未予重视。有本病统计显示，原发性高血压如不日常控制血压，有 20% 的高血压患者必然导致肾病。甚者引起慢性肾衰，本案患者即是。

本病重在预防，当家族中有高血压病史，则应时常关注自己的血压，特别是年龄超过 50 岁时，则更应注意。当血压超过了正常值，应密切关注，并及时用药，以免在不知不觉中损害心、脑、肾等脏器功能，否则可能会造成无法挽回的后果。

# 以腰痛为主诉

腰痛,病因甚多,症病也较复杂。但各种腰痛总是有它的特定痛法,如腰椎间盘突出症,除了腰痛,典型的特征是一侧或双侧腿脚不利,麻木疼痛,无法盘坐。如风湿腰痛,多伴腰坠腰痛,交见闪痛之感,遇阴冷天加重之势。多发性骨髓瘤腰椎痛甚,固定不移。而肾病腰痛,则是绵绵作痛,兼见头身困重,乏力水肿等。

屠某,男,63岁,浙江绍兴人

患者平时自感觉体健,唯高血压近20年史。近年来经常感到腰痛口渴,伴见双下肢轻度水肿,但入夜益甚,次日又消。更觉不适的是,近期腰酸腰坠持续不解,甚时痛如腰折,故前来就诊。体检双下肢轻度水肿,眼睑也浮,舌淡,质胖嫩,脉濡缓滑,尿检发现蛋白(＋＋＋),潜血(＋＋),尿糖2.8 m/L,血压156/105 mmHg,甘油三酯6.5 mmol/L。既往病史不详。有高血压、糖尿病家族史,后血检空腹血糖11.8 mmol/L,餐后2小时血糖25.5 mmol/L。初步诊断为糖尿病性肾病。后经西医全面复检确诊本病。

本患者以腰痛就诊,其实质是糖尿病未治而并发肾病,其高血压又因本病而加剧,故本病为糖尿病→肾病→高血压→高血脂,属典型的三高症。属中医学"消渴"、"腰痛"范畴。

治拟:健脾固肾、平肝潜阳之则治宜。

方用:郭氏疏导内消汤加消渴方加减。

药用:藤梨根,天瓜根,南参,生藤,马鞭草,生黄芪,茯苓,独枝花,车前子,太子参,菟丝子,绿皮根,丹参。配方15剂,水煎服,每日服1剂,日服2煎,每次150 ml。

15天后本方见效,腰痛消失,未见浮肿,尿检蛋白(＋),潜血(±),血糖、血压均下降。

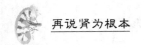

　　二诊：继服前方，随症加减，各项体征均趋平稳，自感无明显不适。

　　**按：**本病是因糖尿病所致的肾炎，如果失治误治将会进一步影响到心、脑、肾、眼等脏器，其腰痛、水肿则是此病反映于外的一种表现，故对于这类病证必须以预防为主，避免疾病向纵深发展。每年体检是预防本病的有效手段，一旦检查发现有本病趋势，必须早日就诊，千万不能任其发展，控制和预防是治疗本病的第一要务。

# 以关节痛为主诉

在临床上,经常能看见这类患者,日前食用鱼虾或高蛋白食物,翌日或数天后出现周身骨痛,伴腹痛及紫癜。

冯亮,男,23岁,浙江海宁人

一天患者晨起忽然觉得关节疼痛,且关节部位无明显异常表现,但痛甚。继而脐周隐隐腹痛。翌日,大腿及腹背部针尖样红疹,且以大腿内侧多见,伴低热。遂来杭就诊。检血沉96 mm/h,类风湿因子(一),尿检蛋白(＋＋),隐血(＋＋＋＋),红细胞(＋＋),尿免疫五项有四项较高。确诊为过敏性紫癜性肾炎。

患者既往体健,无明显家庭史,现病史发现患者前二天与朋友食用小龙虾(池塘边的大头龙虾)约两斤及啤酒两瓶。故推断病因是食用不洁小龙虾所致。虽然其他人无碍,那是因为个体反映不同所致。本患者属于对这类食物的易感人群。

证属:湿浊壅阻,脾失健运。

治拟:行气降浊、健脾燥湿治宜。

方用:大黄牡丹汤合红藤煎加减。

药用:大黄,牡丹皮,桃仁,爪子,红藤,紫花地丁,连翘,延胡索,金银花,芍药,僵黄,夜交藤。配方5剂,水煎服,每日服1剂,日服2煎,每次200 ml,早晚各一次。

服后腹痛消失,红疹隐退,但关节仍隐隐作痛。

二诊:蠲痹汤合红藤煎加减。再方7剂,服法同上。

服后关节疼痛消失,自感无明显不适,只是稍感乏力而已。

三诊:郭氏疏导内消汤加红藤煎。再方15剂,服法同上。

经一个月的治疗,患者症状消失,各项检查均转阳,告临床治愈。

**按：**本病为典型的过敏性紫癜性肾炎,患者之所以在较短的时间内治愈了原本迁延难愈的紫癜肾,得益于以下几个方面:一是诊断正确,用药得当;二是循序渐进,法则明晰有序,决不颠倒施治;三是应验中医"急则治其标,缓则治其本"的原则。三诊处方各得其所,方一重在排毒泄浊;方二扶正祛邪并重;方三培肾固本为要,兼顾清泄余毒。纵观本病,症、治、方、药,明了清晰,用药有准,故使本病速愈。

# 以乏力头晕,小便清长为主诉

乏力、头晕,小便清长之症候多为中老年患者,特别是老年患者更为多见,若同时患有肾病,则乏力、头晕、小便清长之症必然出现。究其原因,一是老年人的生理机能退化,二是老年人罹患肾病后加重了肾功能的机能衰退。众所周知,肾为先天之本,肾气盛,则体魄强健;肾气弱,则乏力、头晕、小便清长诸候丛生。

孙某,女,56 岁,浙江杭州市人

患者神情怠倦,乏力头晕,小便清长,入夜益盛。2013 年元月初诊。自述肾病五六年史,今年初症状加重,尿检:尿蛋白(＋＋～＋＋＋),尿隐血(＋＋～＋＋＋),红细胞 35/μL。血检:血肌酐 107 μmol/L,血尿素氮 10.3 mmol/L,尿酸 417 μmol/L,血压 155/94 mmHg。舌淡,苔白,脉沉弱。

证属:肾气亏虚。

拟治:益气健脾,培元固肾宜。

方用:郭氏疏导内消汤加大补元煎加减。

药用:藤梨根,落地蜂,怀山药,菟丝子,怀牛膝,炙黄芪,白茯苓,紫金牛,芡实,金樱子,剑兰,羊角风,小芦根,山茱萸,当归尾,杜仲,钩藤,枸杞子,熟地黄,人参,炙甘草。

处方 15 帖,水煎服,日服 2 煎,每次 180 ml。

二诊:患者服用上方后自觉症状明显好转,自感有力,夜尿次数明显减少,但双下肢仍有轻度水肿,上方去落地蜂、紫金牛,加肉豆蔻、补骨脂,再方 15 帖,服法同上。

三诊时,患者自述不适之症全无,夜尿 1 次。尿检:尿蛋白(－),隐血(±),红细胞 2/μL;血检:血肌酐 91 μmol/L,血尿素氮 8.2 mmol/L,尿酸 384 μmol/L,血压 130/85 mmHg。临床基本痊愈。

继服上方,并随症加减。3 个月后各项指标均在正常范围。告临床痊愈。

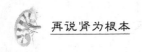

# 以小便淋沥尿如膏脂为主诉

　　小便淋沥、形如膏脂以老年人居多,也有女性尿感时所出现的白细胞尿和脓尿。男性多见于前列腺炎、前列腺肥大诸症。较少出现于儿童,如消化不良、风寒内袭、惊吓、丝虫病。此症候大部分发生在老年男性。

　　徐某,男,75 岁,浙江宁波人

　　2012 年患者来我处就诊时,小便淋沥急迫,形如膏脂十余年。期间在当地间断治疗,时好时坏,近年来病症加重,始终不愈。详细询问其病史,发现患者先后患有泌尿系统相关的多种疾病,先是肾结石引起的肾积水,导致泌尿系统时常感染,后经抗炎治疗及排石通淋施治,病症得到改善。由于病症恒长致素体亏虚,不料又罹患肾结核之症,又经抗结核的年余治疗,虽结核病已愈,但身体已极度虚弱。加之年岁渐高,正气羸亏,故他病丛生。近年临床主要表现为小便急迫,胀痛不已,欲尿而滴沥不爽,尿后可见白浊,且尿如膏脂,

　　证属:淋证。是因湿热结聚,流注下焦所致。

　　拟治:清热化湿,利水通淋治宜。

　　方用:郭氏疏导内消汤加八正散及五淋散加减。

　　药用:藤梨根,蒲公英,土茯苓,生山栀,淡竹叶,车前子,生地黄,制大黄,瞿麦,萹蓄,赤茯苓,当归,赤芍,炙甘草。处方 15 帖。

　　二诊:患者小便涩痛之感已无,但仍有尿意不尽、尿等待之感,并伴有尿浑浊之证。上方改用郭氏疏导内消汤加八正散及草薢分清饮治宜。

　　药用:藤利根,蒲公英,瞿麦,萹蓄,赤芍,川草薢,益智仁,石菖蒲,乌药,茯苓,炙甘草,当归,赤芍,车前子。再方 15 帖。

　　三诊:患者尿色已清,小便顺畅,但自感乏力,少气懒言。转上方并改为郭氏

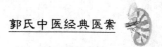

《疏导内消汤》加补中益气汤加减。

药用:落梨根,蒲公英,石菖蒲,益智仁,当归,茯苓,党参,黄芪,升麻,陈皮,柴胡,白术,炙甘草。处方 30 帖。

再诊时,患者神情充沛,无任何不适,告痊愈。

# 郭氏中医治肾病的特点

# 中草药治肾病

中医治疗肾病采用综合的治疗手法,使很多肾病得以好转或康复,其"简、便、效、廉"的优越性是毋庸置疑的。中医学运用四诊,即望、闻、问、切手段诊察疾病,然后采用八纲辨证作出证候诊断,再根据证候选定治法与方药。并借助化验手段,以了解患者的病情,将有关指标如蛋白尿、血尿、肌酐、尿素氮、血红蛋白等作为疗效判断标准。仅从这一点来说中医治疗肾病是简便的,因而方便于广大的肾病患者,尤其对较为基层及边远地区的平民百姓易于接受,而且实用。再者从临床疗效来看,对于早中期慢性肾功能衰竭患者,中医治疗效果较好,不仅患者临床症状减轻,而且有关的理化指标也相应改善,从而延长了患者的生命。即使尿毒症晚期患者,在没有条件进行透析的情况下,施用中草药治疗也有较好的效果。

中草药是植物药,最早与食用植物同源,有不少药物既是食物又是药物,直到后来才有一个大致的区分。把以供给营养素为主的具有生理功能的植物(包括根、茎、叶、花和种子)划为食物,把以调节病理变化转为成生理功能为主的植物划为药物,饮食疗法的食物就是二者的中间体。运用中草药治疗肾病,至今为止,尚未发现所用的中草药有什么明显的副作用。治疗慢性肾炎常用的中草药是以滋阴补肾、益气助阳、活血化瘀、健脾利水、祛风脱敏、清热解毒等功效为主。中药的应用是随症状的变化而加减,不是固守验方不变,因此,一般不会导致用药过量。

中草药还具有双向调节的作用,有对功能低下者可提高,偏盛者可以降低的疗效。如黄芪对血压的影响,既有升压的作用,又有降压的作用,而对正常血压则无任何影响。

中医学的常规治疗有"八法",即汗、吐、温、泻、清、补、消、和,在治疗肾病中均有使用,临床常见的以温补、清和法较多见。如中医认为肾病以"虚"为本,夹杂

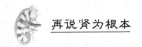

"邪"证,治疗时以祛"邪"而扶"正",拟方时多以清热解毒、利尿消肿兼益气养阴、滋肾健脾等方法。

有些肾病临床上采用中西医结合治疗的效果较好,如肾病综合征、狼疮性肾炎、慢性肾功能衰竭等,单纯用西医治疗,疗效甚微,或病程迁延反复;而单纯用中医治疗,疗效缓慢甚或不能控制。采用中西医结合的方法治疗上述病证,会收到较好的效果,有起到协同加强和补充的作用。

# 祖传郭氏疏导内消汤

笔者用郭氏疏导内消汤治疗肾病颇有心得。本方是集郭氏家族祖辈三代治疗肾脏疾病经验的基础方(疏导内消汤基础方在第一届全国特色疗法学术研讨会上获得优秀奖)。基本方药包括：藤梨根、猪耳枫、地公、落地蜂、山萝卜、孩儿参、剑兰、小芦根、消饭花、紫花草、羊角风等。全方既有健脾利湿和胃降逆之功，又有清热解毒、活血化瘀之力。既能降血压、降血脂，又具有增进功能、抵御外邪的能力。正因为本方一药多用，君、臣、佐、使分工明确，而又相互协调，共同作用，肺、脾、肾三脏各有所依。诸药合渗达到了共收其效的目的。因此，本方实用性强，适应性广，为多种肾病所使用，不失为一张良方。

从湿而治，超常规剂量是郭氏疏导内消汤的特点。它取材于山间、田头、村前屋后的野生草药，因其野生，草药药性强，作用迅速，易于把握，故疗效确切。其主药的药理作用是行气降浊、辟秽解毒、去瘀生新。其方解如下：

【藤梨根】 利尿解毒，健脾和胃，又具化湿散结之功。

【猪耳枫】 祛风胜湿，解痉透表，发汗利水，既搜祛内风，又解表疏透肌肤，致肌腠脏腑融汇于一体。配合鹿衔草、石剑利尿消肿，活血化瘀，作用尤为明显，起疏导内消之作用。

【地公】 清热解毒，软坚散结，和胃健脾，治内外之邪，又调和药味，减轻药物对肠道的刺激。

【落地蜂】 健脾固摄，强筋壮骨，温肾助阳，清肠止遗。

【剑兰】 利水通淋，清热泄浊，宣肺止咳，固肾治本。

【消饭花】 养阴生津，健脾豁痰，祛瘀利水，清骨蒸热。

【紫花草】 既治肾病，又治肝病；既降血糖，又降血脂。

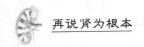

【羊角风】 利水消肿治湿热,清热解毒杀真菌。

【绿皮根】 强筋骨,补肝肾,祛风湿,治痹痛。

【山萝卜】 逐水消肿,通利二便,解毒散结,治疗湿浊壅盛致腹胀,为治便闭、逐水之要药。

【龙梗】 清热解毒,利水消肿。善治皮肤湿疹瘙痒,咽喉肿痛,小便不利,水肿淋浊等。

【过冬青】 清热解毒,利水凉血。善治咽喉肿痛,肾炎水肿,小便不利,腹水,咯血,尿血,崩漏,血小板减少性紫癜等。

【四季菜】 凉血祛风,清热利湿。善治吐血,尿血,衄血,血崩,头风眩晕,尿路感染,乳糜尿,湿热痹痛等。

【老不大】 止咳化痰,活血止血,利尿解毒。善治急慢性肾炎,月经不调,肝炎,痢疾,肺结核等。

【白汁草】 清热解毒,散瘀排脓。善治阑尾炎,肺脓疡,肝炎,泻痢,宫颈炎,盆腔炎等下焦湿热之症。

在开方选药的过程中,笔者发现很多人对尿毒症使用"山萝卜"十分畏惧,认为其通泻作用过于峻烈,有伤正气之虞,其实此药的治疗作用较为明显而用之不足为过。尿毒症病患,很多为湿热积聚,又肺阴不足,阴虚生内热,致肠道积滞,大便秘结,显然要用通利二便的药物。又肾开窍于二阴,尿路未能将浊毒及时排出体外,由络入腑至肠道积聚,运用"山萝卜"的通利作用速将浊毒排出体外,症状即予缓解。在临床实践中"山萝卜"能兴奋血管运动中枢,使肾区血流量增加而利尿,致肾小球毛细血管扩张加速血液循环,从而改善了肾功能,提高了肌酐、尿素氮等代谢物的排泄。因人而异掌握剂量,"山萝卜"不失为治疗本病的一味上佳之品。

总之,笔者在临床实践中体会到从湿而治尿毒症是确切的,它是治疗本病的方向,结合患者临床出现的一些病证配伍用药,往往能收到满意的效果。这里需要指出的是,临床应用时,郭氏疏导内消汤基础方须随症加减,切莫拘泥照搬。

## 病案

沈某,女,58 岁,上海市枫泾人

患者经三甲医院确诊为慢性肾功能衰竭,尿毒症期,并令其血透治疗。因患者相信中医,并经人介绍来我处治疗。随身携带上海医院的检查报告及相关资料。检查报告显示:血肌酐 772 $\mu$mol/L,血尿素氮 30.32 mmol/L,血尿酸 620 $\mu$mol/L,血红蛋白 80 g/L,血压 180/105 mmHg;尿常规:蛋白(＋),隐血(＋＋＋),红细胞 35/$\mu$L。患者颜面虚浮皖白,双下肢凹陷性水肿,腹胀少尿,尿量 600 ～ 750 ml/24 h。患者自感胸闷乏力,泛泛欲呕,纳少便溏,心悸气促,舌淡,苔滑,脉沉细数,一派尿毒症危候。

证属:水肿溺毒,虚劳癃闭之候。

方用:郭氏疏导内消汤加减。

随症加减:藤梨根,地公,龙梗,云雀根,白汁草,杠板归,过冬青,老不大,胆南星,野茄,羊角风,姜竹茹,干姜。

处方 15 帖,水煎服。

二诊时:患者已无呕吐之感,腹胀水肿消除大半。上方加川芎、马鞭草、丹参,继服 15 帖。

三诊时:一个月后,患者感觉自身轻松了许多,水肿腹胀已全部消除。检查:血肌酐 480 $\mu$mol/L,血尿素氮 10.2 mmol/L,血尿酸 445 $\mu$mol/L,血红蛋白 96 g/L,尿检蛋白(＋),隐血(＋)。

继用前方 1 个月,患者已无任何不适。经检查,血肌酐 220 $\mu$mol/L,血尿素氮 8.8 mmol/L,尿检蛋白(±),隐血(±),血红蛋白升至 110 g/L,血压 130/85 mmHg。

后继续巩固治疗,至半年后,血检及尿检均为阴性,迄今 3 年,未见再发。

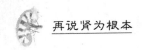

# 透析患者的中医治疗特色

对于肾功能衰竭、尿毒症患者,透析不失为一种治疗手段,它极大地缓解了患者所出现的各种不适症状,无论是血透、腹透都是如此。但是,透析往往是终身的,在长期透析过程中,总会出现许许多多令患者无法克服的问题。如:在血透过程中的痛苦,腹透过程中感染的问题,整个透析进程中仍需大量药物的控制,以及透析过程中和透析后种种不适宜的症状,还有无穷的痛苦。长期透析的经济问题及经济、时间和家庭问题等,在一个相当长的时期内集中暴发出来。因此,透析患者所出现的大量的而患者自身又无法克服的问题,仍是医生需要着力解决的问题。

作为一名临床从医数十年的肾病中医师,本人以为许多透析患者利用中医中草药进行配合治疗,会给患者带来意想不到的好处。例如:患者长期透析且禁止饮水,数月后即可告少尿或无尿,这令患者十分痛苦,皮肤焦灼瘙痒,口渴而不能饮水,活像到了“上甘岭”,而中医完全可以解决这个问题。许多中药生津止渴而利尿,完全没有水湿潴留之虞。又如:长期血透,患者总感觉头身困重,乏力嗜睡,基实是患者长期血透导致的血红蛋白损失所致。中药利用养血补血法,很快解决了这个问题。再如:腹透患者很容易引起感染,特别是到了夏天,更容易引起感染,而中医中草药能控制这类感染甚至胜过抗生素……更有甚者,有些透析患者通过中医中草药调治,降低了血透频率,由原来的每周三次改为两次或者一次。当然也不乏有经中医中草药治疗,从此不再血透的患者。

当然,事物总是一分为二的,有些血透患者由于数年的透析治疗,其残存的肾功能已丧失殆尽。当内生肌酐清除率小于 5% 的情况下,中医中草药对他来说已几近无效,这确是一件憾事。

## 病案

徐某,女,56 岁,浙江嘉兴市人

患者慢性肾衰竭 5 年史,血透近 2 年,因长期血透及每周 3 次透析,深感痛苦。抱着试图摆脱透析及缓解病痛的想法,来我处施治。此时,患者透前血肌酐 820 $\mu$mol/L,血尿素氮20.3 mmol/L,尿蛋白(＋＋),隐血(＋＋),血红蛋白 80 g/L,自感腹胀脚肿,乏力头晕等,血压 160/105 mmHg。经用郭氏疏导内消汤验方加减施治,一个月后其症状改善很多,并将血透改为每周 2 次。又经一个月的治疗,并将血透改每周 1 次,患者自感轻松了许多,透前血肌酐多次检测为 220～250 $\mu$mol/L,遂停止透析。其间所用药物:藤梨根,地公,白汁草,龙梗,山萝卜,马蹄黄,羊角风,落地蜂,鸭跖草,大红袍,野茄,野菊等随症加减。经 3 个月连续治疗,患者终于摆脱了血透,且血肌酐一直稳定在 180～210 $\mu$mol/L,尿蛋白(±),血红白蛋 116 g/L。

现患者二便正常,纳食俱佳,无任何不适。目前患者仍在治疗中。

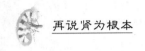

# 肝肾同源　肝肾同养　肝肾同治

"肝肾同源"理论源于《内经》，五脏相关的理论之一，是指肝肾的结构和功能虽然有差异，但其起源是相同的，它们都是源于精血。肝藏血，肾藏精，精血相生，肾精充足肝血就可以得到滋养；肝血充盈，使血能化精，肾精才能充满。也就是说血的化生有赖于肾中精气的气化，肾中精气的充盛也赖于血的滋养。所以又称"精血同源"。

人的一生当中，人体器官损耗最大的是肝，所以我们一定要保肝。保肝，靠谁给肝供应营养？那就要靠肾。要想肝源源不断地为我们的后天提供保障，就必须让肾功能正常，也就是让肾经的气血周流通畅。

中医学认为，人老肾先衰，肾衰则累及肝。二者相生容养，充和脏腑。也就是说，肝肾之间盛则同盛，衰则同衰。所以，肝、肾的衰老过程就是人体脏腑衰老的开始，其具体过程为：肾衰—肝衰—心衰—脾衰—肺衰—肾衰……循环影响，衰极而终。因此，延缓衰老应从改善脏腑的健康状态入手，而脏腑之根本就是肝肾，所以说肝肾同补、滋水涵木是延缓衰老的根本所在。

中医学还认为，肝病既可以损及肾脏，肾病亦可以加重肝病。凡影响到肝、肾两个脏器的疾病，均称为肝肾综合征。肝和肾均内寄相火，相火源于命门。临床上肝或肾不足，常是肝肾同治，或采用滋水涵木，或补肝养肾的方法，就是根据这一理论而产生的。治疗肝肾综合征的关键在于肝病重于肾病，还是肾病重于肝病，从证而治，符合"急则治其标，缓则治其本"的治则。

因此，补肾也好，养肝护肝也罢，头痛医头、脚痛医脚是解决不了根本问题的。从全局入手，肝肾同养，肝肾同治才是正确的养生和治病之道。

## 病案

屠某,男,46 岁,浙江绍兴市人

2011 年 4 月经人介绍来我处治病。患者腹胀如鼓,青筋怒张,胕肿益盛,伴胸满气促之候。生化全套显示:总蛋白 43 g/L,白蛋白 19.8 g/L,球蛋白 24 g/L,A/G = 0.79,24 h 尿蛋白总量 3.6 g,血肌酐 131 μmol/L,血尿素氮 10.83 mmol/L。乙肝三系示:表面抗原血(+),核心抗体(+),E 抗体(+)。

既往病史:慢性乙型肝炎近 20 年史,且嗜酒如命,常暴饮暴食,也从不注重劳逸结合,终因体力不支而发为本症。

西医诊断:肝肾综合征。

中医诊断:鼓胀水肿。

方用:急用郭氏疏导内消汤加减施治。

药用:藤梨根,老鸦柿根,胡秃子根,地公,卫茅,老不大,落地蜂,杠板归,过冬青,臭婆娘,活血龙,炙黄芪,山萝卜,猪苓,茯苓,泽泻。处方 15 帖,水煎服,日服二煎。

二诊时:腹凹如舟,胕肿消退,青筋隐没,呼吸舒坦,唯感乏力尤甚。继服前方,随症加减:加大力王、垂盆草、消饭花、黄毛儿草,去除猪苓、茯苓、泽泻、山萝卜。再方 15 帖,服法同上。

三诊时:自感无明显不适,生化检查各项指标均趋好转。守上方继服 30 帖,服法同前。

患者连续在我处治疗半年余,在最后一次检查各项指标连续阴性后,开始停药,迄今。年余未见再发,告临床痊愈。

此病案说明,被认为难治性的肝肾综合征,利用中医中草药对症施治,颇有起死回生之功,着实彰显了中医的博大精深。真所谓:"劲草回春力,精方祛病魔"。

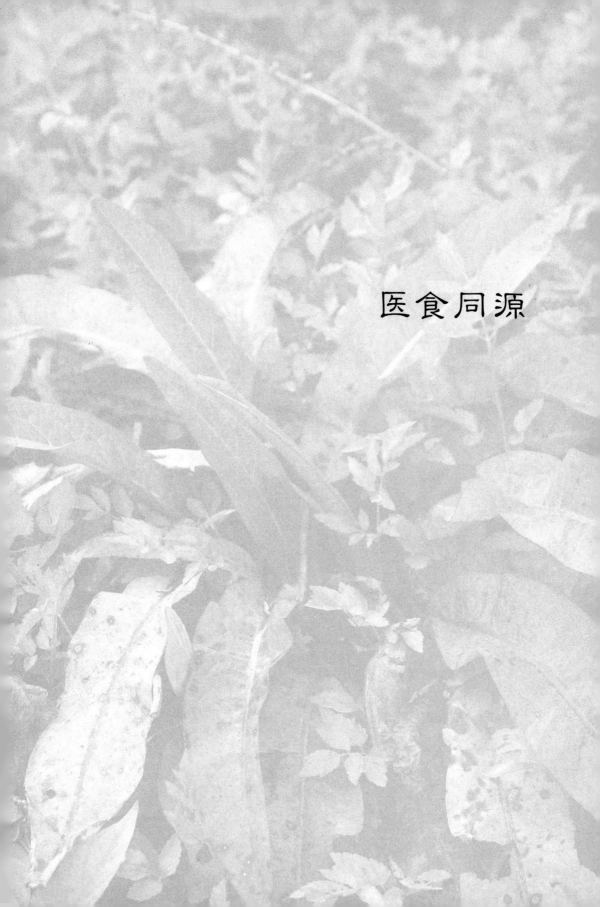

医食同源

# 食疗与药膳

食疗与药膳是中医药学中的重要组成部分。中国药膳源远流长,故有"医食同源"之说。因此食疗药膳对于肾病是一种非常重要的调理方法。既然说到了食疗就要谈谈人们每天的饮食。我们的食物其实也有各自的性味,例如鸡肉性温,鸭肉性寒,羊肉、狗肉性热。猪肉及牛肉性平。对于肾阳虚,我们可以用一些性偏温的食物加以调理;而对于肾阴虚我们可以食用一些性平而具有滋补肾阴的食物,滋养肾阴,填补肾精。但真正的食疗还是需要将肾虚的相关临床表现结合药物及食品的性味、功效加以辨证施治。

常见补肾益肾食物有:

【芝麻】 性平,味甘。有补肝肾、润五脏的作用。

【粟米】 性凉,味甘、咸。能补益肾气。

【豇豆】 性平,味甘。能补肾健脾。除脾虚者宜食,肾虚之人也宜食用。对肾虚消渴、遗精、白浊,或小便频数,妇女白带,食之最宜。

【牛骨髓】 性温,味甘。有润肺、补肾、益髓的作用。

【狗肉】 性热,味咸,除有补中益气作用外,还能温肾助阳,故肾阳不足、腰膝软弱或冷痛,食之最宜。

【猪肾】 性平,味咸。凡因肾虚所致的腰酸腰痛、遗精、盗汗及老人肾虚耳聋耳鸣,宜常食之。

【淡菜】 性温,味咸,具有补肝肾、益精血的功效。

【枸杞子】 性平,味甘。具有补肾养肝、益精明目、壮筋骨、除腰痛、久服能益寿延年等功用。尤其是中老年肾虚之人,食之最宜。

【鸡肉】 性微温,味甘。具有温中,益气,补精、添髓的功效。治虚劳羸瘦,中

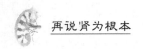

虚胃呆食少,泄泻,下痢,消渴,水肿,小便频数,崩漏,带下,产后乳少,病后虚弱。

【鸭肉】 性微凉,味甘、咸。具有补阴益血,清虚热,利水的功效。治虚劳骨蒸发热,咳嗽痰少,咽喉干燥;血虚或阴虚阳亢,头晕头痛;水肿,小便不利等症。

【薏苡仁】 甘、淡,凉。具有健脾渗湿,除痹止泻,清热排脓的功效。治水肿,脚气,小便不利,湿痹拘挛,脾虚泄泻,肺痈,肠痈;扁平疣等症。

【赤豆】 性平,味甘、酸。具有除热毒,散恶血。消胀满,利小便,通乳的功效。主治痈肿脓血,下腹胀满,小便不利,水肿脚气,烦热,干渴,酒病,痢疾,乳汁不通等症。

【山药】 性平,味甘。具有补脾养胃,生津益肺,补肾涩精的功效。主治脾虚食少,久泻不止,肺虚喘咳,肾虚遗精,带下,尿频,虚热消渴等症。

【猪肾】 性平,味咸。具有止消渴,治产劳虚汗,下利崩中的功效。主治肾虚腰痛,身面水肿,遗精,盗汗,老人耳聋等症。

【干贝】 性微温,味甘、咸。具有滋阴,养血,补肾,调中的功效。主治消渴,肾虚尿频,食欲不振等症。

【桑葚】 性寒,味甘、酸。具有补血滋阴,生津润燥的功效。主治眩晕耳鸣,心悸失眠,须发早白,津伤口渴,内热消渴,血虚便秘等症。

【核桃仁】 性温,味甘。具有补肾,温肺,润肠的功效。主治腰膝酸软,阳痿遗精,虚寒喘嗽,大便秘结等症。

【鲈鱼】 性平,味甘。具有益脾胃,补肝肾的功效。主治脾虚泻痢,消化不良,疳积,百日咳,水肿,筋骨萎弱,胎动不安,疮疡久不愈等症。

【海参】 性平,味甘、咸。具有补肾益精,养血润燥,止血的功效。主治精血亏损,虚弱劳怯,阳痿,梦遗,肠燥便秘,肺虚咳嗽咯血,肠风便血,外伤出血等症。

【虾】 性温,味甘。具有补肾壮阳,通乳,托毒的功效。主治阳痿,乳汁不下,丹毒,痈疽,臁疮等症。

## 慢性肾小球肾炎的药膳方

### 复方黄芪粥

原料:生黄芪 30 克,糯米、薏苡仁各 30 克,赤小豆 15 克,鸡内金(细末)9 克,金橘饼 2 枚。

制法:先以水 600 毫升煮黄芪 20 分钟,去渣,再加入薏苡仁、赤小豆,煮 30 分钟,再入鸡内金末及糯米,煮熟成粥。

食法:1 剂分 2 次服用,食后嚼金橘饼 1 枚。

功效:行气利水,健脾化湿。

适宜人群:肾阳虚,肾气虚弱者。

### 白茯苓粥

原料:白茯苓 15 克,粳米 50 克。

制法:白茯苓磨粉后,与粳米一同煮成粥食用。

食法:代早餐或午后点心。

功效:具有益心脾,利水湿,扶正祛邪功效。

适宜人群:有水肿者。

### 鲫鱼赤小豆汤

原料:活鲫鱼 1 条,小冬瓜 1 个,赤小豆 30 克。

制法:鲫鱼去肠杂不去鳞;小冬瓜切开一头,去内瓤及籽,放入鲫鱼,加姜、葱、黄酒,再加入赤小豆 30 克,用切开之瓜盖好,竹钉钉牢,放入沙锅煲 2~3 小时。喝汤,吃鱼及瓜肉,最好淡食。

食法:隔日 1 剂,连吃 7 剂为 1 个疗程。

功效:消肿利水。

适宜人群:水肿为主者。

## 肾病综合征的药膳方

### 五味杜仲羊肾汤

原料:羊肾 2 个,杜仲 15 克,五味子 6 克。

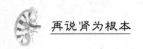

制法：羊肾切开去脂膜，洗净切片。杜仲、五味子分别洗净，将以上用料一齐放入炖盅内，加开水适量，用文火炖 1 小时，调味食用。

食法：佐餐食用。

功效：温肾涩精，收摄蛋白，强筋健骨。

适宜人群：肝肾虚寒之肾病综合征，腰脊冷痛、足膝无力、阳痿遗精、小便频数、时有头晕耳鸣者。

冬瓜腰片汤

原料：冬瓜 250 克，猪腰 1 副，薏苡仁、黄芪、怀山药各 9 克，香菇 5 朵，鸡汤 10 杯。

制法：将用料洗净，冬瓜削皮去瓤，切成块状，香菇去蒂；猪腰对切两半，除去白色部分，再切成片，洗净后用热水烫过；鸡汤倒入锅中加热，先放姜、葱，再放薏苡仁、黄芪和冬瓜，以中火煮 40 分钟，再放入猪腰、香菇和怀山药，煮熟后文火再煮片刻，调味即可。

食法：可佐餐食用。

功效：补肾强腰，利湿降压。

适宜人群：湿热内困，腰膝酸软、下肢水肿、高血压、眩晕耳鸣者。

花生猪尾汤

原料：猪尾 1 条，花生仁 60 克。

制法：将猪尾刮洗干净，斩小段；花生仁洗净，与猪尾同入沙锅内，加清水适量，武火煮沸后，改用文火煲至花生仁烂熟，调味食用。

食法：可佐餐食用。

功效：健脾和胃，益肾利水。

适宜人群：日久不愈，脾肾两虚者，面色苍白、腰痛无力、遗尿水肿者。

## 急性肾盂肾炎的药膳方

绿豆饮

原料：绿豆 100 克，车前子 50 克。

制法:用清水洗净绿豆,再把车前子用新纱布包好,浸泡 20 分钟;两药同入锅内加水煎煮,待豆烂时取出药袋,饮汤吃豆。

食法:2～3 次食完,连服 3～5 天。

功效:清热利水,养阴生津。

适宜人群:肾虚湿热阻滞者。

### 素冬瓜

原料:冬瓜 500 克,素油 25 毫升,酱油 25 毫升,水淀粉 50 克,盐 10 克,葱、姜末、蒜泥适量。

制法:将冬瓜切成 3 厘米见方的块入锅,加水烧熟捞出沥干水;取碗放入葱、姜末、蒜泥、盐、酱油、水淀粉调成料汁;开油锅油热后降温至四成热,倒入调料汁炒匀,投入冬瓜炒片刻加明油即可。

食法:随餐佐食。

功效:渗湿,利水,消肿。

适宜人群:阴虚火旺者。

### 甘蔗生藕汁

原料:甘蔗 500 克、生藕 500 克。

制法:甘蔗、生藕切碎绞汁,混合饮用。

食法:每日 1 次。

功效:可利尿通淋。

适宜人群:尿频、尿急者。

## 慢性肾盂肾炎的药膳方

### 清炒藕片(或凉拌鲜藕片)

原料:鲜藕片 200 克。

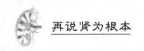 

制法:清炒时可放少许低钠盐调味;凉拌时可先将藕片于水沸时焯一会儿,捞起后滤水,加少量盐或糖凉拌。

食法:佐餐食用。

功效:清热,凉血,止血。

适宜人群:血热或湿热者。

## 芡实白果粥

原料:芡实、糯米各 30 克,白果 10 克。

制法:白果去壳、衣,芡实打碎;将芡实、白果、糯米同煮成粥即可。

食法:每日 1 次,10 天为 1 个疗程,间歇 2～4 个疗程。

功效:固精缩尿,健脾利湿。

适宜人群:慢性肾小球肾炎中、后期蛋白尿久不消者。

## 冬瓜赤豆粥

原料:冬瓜 100 克,赤小豆 200 克。

制法:先将赤小豆熬粥,待快熟时加入切成块的冬瓜,焖熟后食用。

食法:代早餐。

功效:清热利水。

适宜人群:水肿较重,属湿热者。

## 西瓜翠衣水

原料:西瓜青皮 10 克,绿茶适量。

制法:用开水适量沏茶饮用。

食法:代茶饮用。

功效:清热解毒,利水消肿。

适宜人群:伴有上呼吸道感染,且表现为咽喉红肿、疼痛,发热者。

# 隐匿性肾小球肾炎的药膳方

## 山药扁豆芡实汤

原料：干山药、芡实各 25 克，扁豆 15 克，莲子 20 克，白糖少许。

制法：将以上 4 味共入锅中，加水适量，炖熟后，调入白糖即成。

食法：每日 1 剂，连用 5 剂为 1 个疗程。

功效：能健脾补肾，祛湿消肿，收摄蛋白质。

适宜人群：脾肾两虚，两足水肿、腰部酸痛、蛋白尿、面色苍白、四肢不温、精神不振、食欲不佳者。

## 葵花麦秸茶

原料：向日葵花、麦秸各 15 克。

制法：二者洗净，同煎成汤。

食法：代茶饮用。

功效：可用来消除蛋白尿。

适宜人群：小便混浊多泡沫或小便频数而赤涩者。

## 山萸肉粥

原料：山萸肉 15 克，糯米 50 克，红糖适量。

制法：山萸肉洗干净与糯米、红糖同入沙锅，煮粥。

食法：每日晨起温热顿服 1 次。

功效：滋阴补肾。

适宜人群：头晕目眩，五心烦热者。

## 枸杞子粟米粥

原料：枸杞子 30 克，粟米 100 克，红糖 20 克。

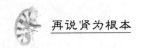

制法:前 2 味淘洗净后,一起加水煮成粥,加入红糖即可。

食法:每日 1 剂,分 2 次服用。

功效:补虚强肾,益气健脾,降压去脂。

适宜人群:肝肾亏虚,胸胁满闷,畏风祛寒,神疲乏力者。

## IgA 肾病的药膳方

### 黄芪鲫鱼汤

原料:黄芪 10 克,鲫鱼 1 条。

制法:将鲫鱼去鳞及内脏,洗净,与黄芪同入沙锅,文火炖至鱼熟即可。

食法:吃鱼喝汤,每日 1 剂。

功效:能益气补肾,减少尿蛋白。

适宜人群:因长期蛋白丢失而致水肿者。

### 龟炖猪肚

原料:乌龟 1 只,猪肚 250 克。

制法:将乌龟宰杀去内脏,洗净;猪肚亦洗净;两者均切成小块,同入沙锅中炖烂熟,食肉饮汤。

食法:每日 2 次,2 天吃完,每周 2 次。

功效:可健脾益肾。

适宜人群:畏寒肢冷,大便溏薄,小便清长者。

### 党参蜂蜜粥

原料:党参、生地黄各 30 克,茜草 20 克,大米 100 克,蜂蜜适量。

制法:前 3 味水煎取汁,加入大米煮成粥,再加入蜂蜜和匀即可。

食法:每日 1 剂,分 2 次服用。

功效:具有补气血、活血止血等功效。

适宜人群:气阴两虚挟瘀型者。

# 多囊性肾病的药膳方

### 三水猪腰

原料:猪腰 1 个,三棱、当归各 10 克,川芎 6 克,料酒、葱、姜、盐、肉汤各适量。

制法:猪腰剖开,切去白色筋膜,入沸水焯一下,捞出洗净切片;三棱、当归、川芎水煎取汁,入猪腰片及调料煮熟即可。

食法:每日 1 剂,1 次顿服。

功效:活血去瘀,收敛散结。

适宜人群:先天性多发性肝肾囊肿者。

### 三棱莪术双冬

原料:冬菇片 50 克,冬笋片 100 克,三棱、莪术各 10 克,葱、姜、盐、味精、鸡汤、料酒、素油适量。

制法:三棱、莪术同煮取汁;素油入锅烧热,入葱、姜煸香,加入冬笋片、冬菇片煸炒,再加入料酒、药汁煮沸,加入其余调料煮熟即成。

食法:每日 1 剂,分 2 次佐餐食用。

功效:行气活血,破瘀降浊。

适宜人群:气滞血瘀,湿浊中阻者。

### 红花猪膀胱

原料:猪膀胱 200 克,红花、炙香附各 15 克,青皮 10 克,料酒、葱、姜、盐各适量。

制法:膀胱洗净,入沸水焯一下,捞出切片;红花、香附、青皮水煎取汁,入猪膀胱片、料酒煮沸,再加入其余调料,煮至肉熟即可。

食法:每日 1 剂,分 2 次服用。

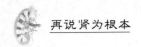

功效:行气活血,温肾止遗。

适宜人群:肾气不固,体虚遗尿者。

## 慢性肾功能衰竭的药膳方

### 薏苡仁鸡汤

原料:鸡 2 000 克,薏苡仁 500 克,清水 1 500 毫升,生姜 20 克,盐 0.5 克,胡椒粉 3 克,葱 15 克,料酒 15 毫升,味精 3 克,党参适量。

制法:将鸡去毛及内脏,剁去脚爪,洗净,入沸水锅中汆去血水洗净;党参、薏苡仁洗净,生姜洗净拍破,葱洗净用整棵;沙锅加清水,放入鸡、薏苡仁、党参、精盐、生姜、葱、胡椒、料酒,置大火上烧沸,打去浮沫,改用文火炖 2 小时左右,至鸡肉熟。从沙锅中拣出姜、葱不用,放入味精调味即成。

食法:可常食。

功效:健脾和胃,化气利水。

适宜人群:水肿,风湿疼痛,虚劳羸瘦,泄泻,小便频者。

### 琼花虾仁汤

原料:燕皮 100 克,猪肉 200 克,虾仁 200 克,鸡蛋 2 只,青菜心、红萝卜片少许,上汤 1 碗,豆腐、猪油、味精各适量。

制法:将虾仁和猪肉剁碎,加入 1 只鸡蛋,下少许葱、盐、味精,生粉拌匀,用燕皮,包成馄饨;将鸡蛋打散放在豆腐中,加味精、盐、生粉拌匀,倒入菜盘中,上面放红萝卜心、青菜叶,隔水蒸熟;用锅煮上汤,加味精、盐,水沸时倒入燕皮馄饨,再煮沸 10 分钟,再倒入菜盘中各物即成。

食法:佐餐食用。

功效:补肾壮阳,补充蛋白质。

适宜人群:多尿期者。

熟地山药粥

原料:熟地黄 15～20 克,怀山药、茯苓各 30 克,粳米 100 克,小茴香、红糖适量。

制法:先将熟地黄、怀山药、小茴香、茯苓煎取汁,再加入粳米煮成粥,调入红糖即可。

食法:早晚各 1 小碗。

功效:养心益肾,安神定志。

适宜人群:肾虚眩晕、胆怯不宁、失眠多梦者。

## 尿毒症的药膳方

西瓜汁

原料:西瓜,白糖适量。

制法:西瓜绞汁,再加适量白糖即可。

食法:可常食。

功效:清热解毒,生津利尿。

适宜人群:少尿者,各型水肿者。

山楂饮

原料:山楂 10 枚,沸水 100 毫升。

制法:将山楂去籽晾干,用沸水浸泡。

食法:代茶饮用。

功效:健脾,开胃,止呕。

适宜人群:食欲不振,呕吐者。

山药莲子羹

原料:鲜山药、莲子各 20 克。

制法:把鲜山药和莲子捣烂,用沸水 100 毫升浸泡 30 分钟即可。

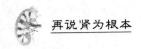

食法：每日服用 1 次。

功效：健脾化湿，宁心安神。

适宜人群：恶心、呕吐者。

## 高血压性肾病的药膳方

**荸荠烧茄子**

原料：荸荠 100 克，茄子 200 克，葱、姜、蒜少许，盐 5 克，素油 50 毫升，酱油 10 毫升。

制法：把荸荠洗净，去皮，一切两半；茄子洗净，切成 3 厘米见方的块；葱切段，姜切片，大蒜去皮，切片；把素油放热锅内，烧至六成热时，放入姜、葱、蒜爆香，随即加入茄子、荸荠炒匀，放入盐和少许清水煮熟即成。

食法：每日 1 次，佐餐食用。

功效：清热解毒，降压利水。

适宜人群：肾阴亏损高血压者。

**玉米穗烧带子**

原料：玉竹 15 克，玉米穗 50 克，带子肉 100 克，绍酒、姜、葱少许，盐 5 克，鸡汤 300 毫升，素油 500 毫升。

制法：把玉竹洗净，切 4 厘米长的段；玉米穗洗净；带子洗净，切薄片；姜切丝，葱切段；把锅置武火烧热，加入素油，烧至六成热时，下入葱、姜爆香，加入带子、玉竹、玉米穗、盐、鸡汤，烧至浓稠即成。

食法：每日 1 次，每次吃带子 30～50 克。

功效：滋补肝肾，降低血压。

适宜人群：肾阴亏损高血压者。

**玉竹煲豆腐**

原料：玉竹 30 克，瘦猪肉 100 克，豆腐 200 克，姜、蒜、葱少许，酱油 10 毫升，盐

5克,素油50毫升。

制法:玉竹洗净,剁成小颗粒状;瘦猪肉洗净,先切丝,后剁成小颗粒状;豆腐洗净,切成颗粒状;姜切丝,葱切花,蒜去皮切片;锅置武火上,加入素油,烧至六成热时,放入蒜、葱、姜爆香,加入瘦猪肉,炒至变色,放入玉竹、豆腐、盐,加上汤200毫升,用文火煲25分钟即成。

食法:每日1次,佐餐食用。

功效:清热解毒,降脂降压。

适宜人群:肾阴虚损高血压者。

### 枸杞烧白鹅

原料:枸杞子12克,西兰花100克,胡萝卜100克,白鹅肉200克,姜、葱少许,盐5克,素油50毫升。

制法:把枸杞子洗净,去杂质;西兰花洗净,撕成小朵;胡萝卜洗净,切3厘米见方的块;白鹅肉洗净,切4厘米见方的块;姜切片,葱切段;把炒锅置武火上烧热,加入素油,烧至六成热时,加入姜、葱爆香,下入白鹅肉,炒变色,加入胡萝卜、西兰花、枸杞子、盐,加入清水300毫升,用文火煮35分钟即成。

食法:每日1次,每次食鹅肉30~50克,随意吃西兰花、胡萝卜。

功效:补肝肾,明眼目,降血压。

适宜人群:肾阴亏损高血压者。

## 糖尿性肾病的药膳方

### 冬菇豆腐汤

原料:板豆腐2块,冬菇5~6朵,葱花1汤匙,清水2~5杯,蒜茸豆瓣酱1汤匙,盐、胡椒粉适量。

制法:板豆腐略冲净,打干,即放入沸油内,炸至金黄捞起,吸干油分,待用;浸软冬菇,去蒂,洗净,沥干水分,待用;烧热油约1/2汤匙,爆香蒜茸豆瓣酱,注入清

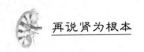

水,煮至沸,放入冬菇,滚片刻,至出味及汤浓,最后加入脆豆腐,待再度沸起时,加盐及胡椒粉调味,即可盛起,撒上葱花,趁热食用。

食法:佐餐食用,可常服。

功效:降糖益肾。

适宜人群:糖尿病患者。

### 海带冬瓜汤

原料:海带 200 克,紫菜 50 克,冬瓜 250 克,无花果 20 克。

制法:冬瓜去皮、瓤,洗净切成小方块;海带用水浸发,洗去咸味;无花果洗净;用 6 碗水煲冬瓜、海带、无花果,煲约 2 小时,下紫菜,沸片刻即成。

食法:佐餐食用,可常服。

功效:利湿消肿,降糖益肾。

适宜人群:糖尿病患者。

### 冬瓜瘦肉汤

原料:冬瓜 400 克,冬菜 2 汤匙,猪瘦肉 150 克,盐适量。

制法:冬瓜去皮、瓤,洗净,切小粒;冬菜洗净抹干水;猪瘦肉洗净,抹干剁细,加调料腌 10 分钟;锅内加入适量水烧沸,放入冬瓜烧沸,下瘦肉搅熟后,下冬菜,加盐调味即成。

食法:佐餐食用,可常服。

功效:养血祛湿消肿。

适宜人群:血虚、水肿者。

## 高尿酸血症肾病(痛风性肾病)的药膳方

### 薏苡仁粳米粥

原料:薏苡仁 150 克,粳米 50 克。

制法:薏苡仁先用水浸泡 4~5 个小时,粳米浸泡 30 分钟,然后两者混合,加水一起熬煮成粥。

食法:代早餐。

功效:健脾利水。

适宜人群:脾虚泄泻、面浮肢肿者。

## 苍术薏苡仁粥

原料:苍术(米泔浸炒)12 克,川牛膝 15 克,薏苡仁 90 克,生石膏 24 克。

制法:将全部原料洗净,放进炖锅内,加清水适量,文火煮 2~3 小时成粥,即可食用。

食法:每日 1 次,随量食用。

功效:清热化湿,宣痹止痛。

适宜人群:湿热痹阻证患者。

## 陈皮牛肉丝

原料:牛里脊肉 500 克,陈皮 6 克,鲜橙汁 20 毫升,葱、姜、盐、糖、味精适量。

制法:先将牛肉切丝,用蛋清拌开,放入淀粉,搅匀;鲜陈皮切丝,放开水中焯去苦味,油热后,炒牛肉丝至八成熟,放入盘中,留底油,然后放入少许葱末、姜末,煸出香味后放入酱油、牛肉丝,在锅中煸炒几下;再将鲜橙汁、陈皮丝放入锅里,放少量糖、盐、味精,翻炒后加入淀粉汁,即可食用。

食法:佐餐食用,随量服食。

功效:化痰除湿、舒筋通络。

适宜人群:痰湿阻滞证患者。

## 杜仲猪脊骨汤

原料:猪脊骨 500 克,杜仲 30 克,陈皮、大枣适量。

制法:将猪脊骨斩块、洗净,杜仲、陈皮、大枣(去核)洗净;将全部材料一起放入

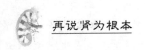

炖锅内,文火炖煮 2～3 小时,至猪脊熟烂为止,调味即可使用。

食法:佐餐食用,随量饮用。

功效:补益肝肾,舒筋通络。

适宜人群:肝肾亏损证患者。

## 过敏性紫癜性肾炎的药膳方

花生皮炖大枣

原料:花生仁皮 20 克,大枣 50 克,白糖适量。

制法:将花生仁皮和大枣加水适量,同煮至枣肉烂即可,加白糖调味。吃枣喝汤。

食法:可常服。

功效:补血健脾,升高血小板。

适宜人群:血虚者。

大枣炖兔肉

原料:兔肉 150 克,大枣 15 枚,盐、味精适量。

制法:将兔肉洗净,切块,与大枣同放炖锅内,隔水炖熟,加入盐、味精调味。

食法:佐餐食用。

功效:补血健脾。

适宜人群:脾胃虚弱者。

蕹菜鸡蛋汤

原料:鸡蛋 2 个,连根蕹菜 250 克,盐适量。

制法:将鸡蛋用油煎熟;取蕹菜用水煮熟后捞起,再换水和煎蛋一同煮沸即成,酌加盐调味食用。

食法:佐餐食用。

功效:补气养血。

适宜人群:血虚体弱者。

### 羊骨糯米粥

原料:新鲜羊骨 500 克,糯米 50~100 克,生姜 3~5 片,葱白、盐适量。

制法:将羊骨洗净,打碎,加水适量煎汤,取汁代水,入糯米煮粥,待粥将熟时,加入盐、生姜片、葱白稍煮即可。

食法:代早餐或午后点心。

功效:暖胃健骨。

适宜人群:体虚患者。

## 结石性肾病的药膳方

### 桃仁粳米粥

原料:核桃仁 50 克,粳米 50 克。

制法:先将核桃仁洗净捣碎,与淘洗干净的粳米一同入锅,加水 500 毫升,先用武火煮沸,再转用文火熬成稀粥。

食法:温热食用,早晚各服 1 次。

功效:养脾胃,补肾固精,消石通淋。

适宜人群:肺肾两虚、气短喘咳、腰膝酸痛、脚腿无力者。凡痰热咳嗽、便溏腹泻者均不宜服用。

### 金钱草薏苡仁粥

原料:金钱草 30 克,薏苡仁 90 克。

制法:将金钱草加水煎取药汁 1 碗,薏苡仁煮粥 3 碗,两者和匀即成。

食法:代餐。

功效:利尿,排石,通淋。

适宜人群:膏淋、白浊、尿结石等脾虚湿盛者。

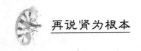

苜蓿粳米粥

原料:苜蓿 200 克,粳米 100 克,猪油、盐、味精适量。

制法:先将苜蓿洗净切成碎段,猪油下锅,放入苜蓿炒散,加盐和味精炒入味,备用;将粳米淘洗干净入锅,加水 1 000 毫升,用武火煮沸,再转用文火熬成稀粥,调入苜蓿即成。

食法:日服 1 剂,温热食用。

功效:清理膀胱结石,治水肿、筋骨疼痛、神经痛、白血病、维生素 K 缺乏症等。

适宜人群:凡脾胃虚寒及素体阳虚者不宜服用。


玉米须蚌肉

原料:玉米须 150 克,蚌肉 500 克,葱姜、料酒、盐、味精、胡椒粉、麻油适量。

制法:玉米须用水洗净,入纱布袋中,扎紧口;蚌肉洗净,切成薄片,与药袋一同入沙锅中,加葱、姜、料酒,添入适量清水,武火煮沸,文火煮焖至蚌肉熟烂,拣出葱、姜、药袋,加盐、味精、胡椒粉、麻油拌匀即可。

食法:佐餐食用。

功效:泄热利尿。

适宜人群:膀胱湿热不清,有尿道或膀胱结石者。


## 狼疮性肾炎的药膳方

竹叶石膏煮粳米粥

原料:鲜竹叶 200 克,生石膏 100 克,粳米 100 克。

制法:鲜竹叶洗净后与生石膏一起加水 1 000 毫升煮,水沸 10 分钟后去渣取汁,用竹叶石膏汁煮粳米粥。

食法:每日 2～3 次。

功效:清热除烦,生津止渴。

适宜人群:高热(高温 39 ℃以上),证属热毒炽盛者。

八宝粥

原料：芡实、薏苡仁、白扁豆、莲肉、山药、红枣、桂圆、百合各 6 克，大米 150 克，白糖适量。

制法：将前八味食材加水适量，煎煮 40 分钟，大米淘洗干净，加入上述药物中，继续煮烂成粥。分顿调糖食用。

食法：可常服。

功效：减少环磷酰胺对胃肠道的刺激。

适宜人群：使用环磷酰胺后，恶心、呕吐、纳差者。

## 牛皮癣肾炎的药膳方

生槐花粥

原料：生槐花、土茯苓 30 克，粳米 60 克，红糖适量。

制法：将生槐花、土茯苓放入锅内，加入适量的水烧沸 30 分钟，去渣取汁，再加入粳米煮成粥，放入红糖调匀便可食用。

食法：每日 1 次，10 天为 1 个疗程。

功效：清热凉血、祛风止痒。

适宜人群：肝肾亏虚、阴虚上热所致的红斑隐隐，皮肤瘙痒者。

车前子薏苡仁粥

原料：车前子 15 克，蚕砂 9 克，薏苡仁 30 克，白糖适量。

制法：将车前子和蚕砂分别装入棉布袋内，扎紧袋口放入锅内，加入适量的水烧沸 30 分钟。取出布袋，在汁液中加入薏苡仁煮成粥，再加入白糖调匀即可食用。

食法：每日 1 次，10 天为 1 个疗程。

功效：清热解毒、祛风利湿。

适宜人群：肝肾两虚所致的头晕目眩、五心烦热、口苦咽干、皮肤瘙痒者。

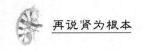

马齿苋粥

原料：新鲜马齿苋 60 克，粳米 50 克，红糖适量。

制法：将粳米与新鲜马齿苋放入沙锅中，加入适量的水煮，至米将熟时，再放入红糖煮成粥即可。

食法：每日 1～2 次，7～10 天为 1 个疗程。

功效：凉血祛风之。

适宜人群：阴虚火旺、血虚火热所致的皮肤干燥、瘙痒者。

## 淀粉样变性肾病的药膳方

茯苓赤小豆白扁豆粥的药膳方

原料：茯苓 25 克，赤小豆 30 克，粳米、白扁豆各 60 克，大枣 10 枚，白糖适量。

制法：将前 5 味原料一同煮成粥，加入白糖调匀便可食用。

食法：每日分 2 次食用。

功效：健脾益气、利尿渗湿、清热消肿。

适宜人群：肾病水肿、头面尤盛者，兼见小便短赤，尽烦失寐，食欲不振者。

赤小豆冬瓜黑鱼汤

原料：赤小豆 30 克，黑鱼肉、冬瓜肉各 30 克，葱白、姜丝各适量。

制法：赤小豆煮至开花，再加入黑鱼肉、冬瓜肉、姜丝、葱白煮至酥烂即可。

食法：每日分 2 次食用。

功效：健脾利水、清热消肿、补充蛋白质。同时利用葱白及姜丝之辛辣发散之功，挥发汗液，进而使上挥下利、补蛋白多管齐下，从而达到辅助治疗的作用。

适宜人群：因肾病日久致蛋白大量流失而引起的水肿者。

# 后 记

　　在当今医界,肾脏病仍然是高发病种,其迁延性、反复性、复杂性令许多肾病患者及医生一筹莫展。由于西医的治疗方式和治愈率有限,当一切治疗手段都无济于事的时候,许多患者又把目光转向了中医,并用中医中草药治疗肾病。人类来自自然,草药出自自然,人们相信这天地合一的产物是大自然赋予人类的瑰宝,人们应用了它,实践了它,并探索出了许多治疗肾病的方药。

　　在杭州,有一户人家三代从医,专医各类肾病,并因其在中医肾病治疗方面独树一帜而远近闻名。现在主持门诊的是郭柳青医师。

　　郭氏中医擅用疏导内消汤,这是郭氏中医数代几十年来用以治疗肾病、尿毒症的经典方。以此方为基础,因人而异地进行辨证施治,同时辅以吞、灸、服、敷等方法,因此疗效独特,成百上千名危重患者在治疗后病症趋于缓和、病情转危为安。这一验方,可称得上郭氏中医肾病专科的镇山之宝。

　　郭柳青的祖父郭乾源,出生于浙江萧山(现杭州萧山区)。早年在萧山和妹夫共同成立培春堂药房。行医五十年,在当地颇有盛名,初步形成了疏导内消汤的基础方。

　　郭柳青的父亲郭文浩,从小随祖辈坐堂行医,而后悬壶济世,在杭州城内开设"肾病药局",颇有名声。大半世纪的临床实践,使其在祖传的基础上摸索出一整套治疗肾病、尿毒症的临床经验,完善了疏导内消汤,人称"郭氏中医肾病"专科。他认为:肾病、尿毒症患者多属脾肾阳虚,因脾不退水,肺气不降,气机失调,因而患者出现尿少或小便清长、大便溏稀等证候。但工不受补,故他平时决不轻易使用补肾的药物,而用祛湿利尿、破气降浊、活血化瘀、祛瘀生新的中草药。

　　而说到第三代医师郭柳青,话也就长了。早年郭柳青毕业于浙江大学与浙江中医药大学,作为郭氏中医世家的唯一传人,他最初学的是理工科,并拥有工程师职称。而他弃工学医,一方面是家父的夙愿,另一方面也是自幼对中医的酷爱。对于这段经历,用他的话来讲,读工科的人比较能容易接受现代科技信息,而且理工科与传统中医还是有相通之处的,小如电解质平衡的概念,大如系统的思维方式等。因此,他的行医既在子承父业的一脉相承之中,又不拘泥前人,而是中西医融会贯通,在继承中有突破,并充分借助现代西医特别是临床生化检验方面的先进手段,并以此作为临诊效果验证之手段。

郭柳青年少时,因处在那个特殊的年代,空暇时间较多。他时常在其父诊所,识草药、辨证候、抄方、问诊,虽不系统,但也耳濡目染了父亲行医济世之善举,涉猎了其祖传的医技。

郭氏中医的奥秘在于药物的本身,郭氏中医认为,天然的野生草药药性足,疗效自然就好。祖传疏导内消汤全部采用了野生草药,一些已经血透或腹透的尿毒症患者服用此药后之所以能够免除透析甚至换肾的痛苦,关键在于野山草药有较强的药效。

郭氏中医方子大,一帖药方数十味、数百克是稀松平常的事。他们的药一般采自浙、闽、皖的崇山峻岭之中,而几味关键的药物,均自己采制,很少假手他人。在杭城,乃至全国的中医之中,郭文浩老先生是很少几位"识百草"的专家之一。郭氏自己有药圃,种鲜药,在患者病情需要时,几味鲜药对症施用,颇有起死回生之神功。

郭柳青为患者疗疾治病常用的中草药有 150 种左右,且大部分用鲜纯地道的中草药,有些还是自己种植的。为确保疗效,他虽非亲自操劳进药,但每药必一一过问。

郭柳青是仁者,心里装的是患者,因此极能顾及患者利益。想到慢性肾病患者均因迁延不愈多年已经拖累家庭,造成经济上入不敷出,因此极力为患者省钱。除选用价廉效佳的中草药外,凡出诊从不收受患者的出诊费及交通费,还亲自为外地读者回信解答。值得一提的是,他的手机几乎从不关机,没有假日,24 小时开通,只为了能随时解答患者的各种问题,熟识他的朋友也已习惯时常被铃声打扰的状况了。郭柳青热爱读书,除必读的各类医书如《医海拾贝》等外,民间治疗疾病的偏方、验方等,无一不是他学习、借鉴的捷径。他还热衷于科普创作,多年来写了大量有关肾病及与肾相关疾病的科普文章,迄今为止已著有肾病专书十部之多,分别为《肾病、痛衰与痛风》、《肾炎与尿毒症》、《肾病患者的调摄》、《痛风及相关疾病》、《肾病一证一方》、《肾为根本》、《肾病释疑》、《肾病疗法》、《郭柳青谈肾炎、肾衰与痛风》、《中医说五脏:肾之养、疗、护》等。科普文章则登载于《文汇报》、《解放日报》、《新民晚报》、《浙江日报》、《钱江晚报》、《杭州日报》及《健康报》、《祝您健康》、《上海大众卫生报》、《康复》等报刊。

现在的郭医生也到了耳顺之年,除了看病最大的爱好莫过于每年写一部肾病专书。他说这样做一方面可以治病救人,另一方面也可以将郭氏中医治肾的经验传承下去,并授予广大读者,为更多的人造福。

《杭州日报》主任记者

楼时伟